本书的顺利出版得到以下项目资助：

黑龙江省省属本科高校基本科研业务费项目（2022-KYYWF-0797）

黑龙江省省属本科高校基本科研业务费项目（2022-KYYWF-0811）

黑龙江省省属本科高校基本科研业务费项目（2022-KYYWF-0812）

黑龙江省省属本科高校基本科研业务费项目（2022-KYYWF-0810）

U0747448

微量元素

健康管理与医学应用

刘振艳　马淑丽　陈晓婷 ◎ 著

中国纺织出版社有限公司

内 容 提 要

诸多微量元素在人体生理活动中发挥着重要作用。本书深入探讨了微量元素与人体健康的关系，分析了锌、铁、铜、铬、锰、硒、碘、钒等微量元素的生理作用，与其相关的疾病及临床应用等；另外，本书还分析了微量元素与特殊食品和功能性食品之间的关系。本书内容丰富，适合从事预防保健、临床、检验等岗位的医护人员阅读。

图书在版编目（CIP）数据

微量元素：健康管理与医学应用 / 刘振艳，马淑丽，陈晓婷著. --北京： 中国纺织出版社有限公司，2025. 5. -- ISBN 978-7-5229-2712-1

Ⅰ. R151. 3

中国国家版本馆CIP数据核字第2025LZ8668号

责任编辑：于 泽　　责任校对：寇晨晨　　责任印制：储志伟

中国纺织出版社有限公司出版发行

地址：北京市朝阳区百子湾东里 A407 号楼　邮政编码：100124

销售电话：010—67004422　传真：010—87155801

http://www.c-textilep.com

中国纺织出版社天猫旗舰店

官方微博 http://weibo.com/2119887771

河北延风印务有限公司印刷　各地新华书店经销

2025 年 5 月第 1 版第 1 次印刷

开本：710×1000　1/16　印张：13.25

字数：183 千字　定价：99.90 元

人体由各种元素有机组合而成，其中必需的常量元素与必需的微量元素是机体重要的组成、营养和起着重要生理作用的成分。而有害元素有致毒乃至致癌的危害作用。元素的有益与有害不是绝对的，它是以其在体内的含量决定的，即元素在体内必须处于含量平衡的状态，人体才能处于正常的健康状态。其过多或过少，都会患病。这是形成本书内容的理论基础。

二十余年来，国内已有关于微量元素的专著从不同的角度与不同的认识，以及不同的专业需求出发传播微量元素知识，其中从微量元素与人体健康（与疾病）角度撰写的著作占多数。但既往著作的内容研究探讨、理论部分过多，对读者而言应用性不强，读者需要的是对实际工作有指导意义的知识，能提高业务的知识，能提高技术应用水平的知识，能提高技能的知识，以及能解决难题的经验知识。基于这样的认识，我们产生了编写本书的意念与主张。

本书应对医学领域中的相关专业人员有相对共同的实用性，又应有专业的实用性，因此编写时重点突出实用性知识，令其具有技术性和可操作性。

本书深入探讨了微量元素与人体健康的关系，其核心在于元素的平衡观点，涵盖了环境与机体两大方面。在微量元素的研究与应用中，检测环节是至关重要的技术与关键步骤。因此，我们必须坚持标准化、全面控制质量的原则，确保样品的选取与研究应用的目的紧密相连。基于上述理念，我们精心整理了近十余年的文献资料，并结合自身的工作与成果，编写了这部具有权威性的著作。

在本书的编撰过程中，我们深入参考并借鉴了众多专家和学者的丰富研究成果与详尽文献资料，谨此向他们表示衷心的感谢！由于编者水平有限，书中难免存在疏漏之处，请广大读者指正。

著者

2025 年 1 月

目录

第一章
微量元素概述

第一节　微量元素的基本概念

元素是组成自然界所有物质的最基本成分，也是组成人体最基本的成分。人体是元素的有机结合所形成的复杂的有机体。元素在环境与人类之间有着高度相关关系，人类在自然环境中生活，对自然环境有着高度的依赖性。环境中，元素的丰度与人体内元素的丰度是一致的，人体的生长发育、人体健康及生命的维持，主要靠饮食摄入的各种营养成分，包括常量元素与微量元素（Trace Elements, TE）。

一、元素分类

按人体与元素的关系，元素可做以下分类，见图1-1。

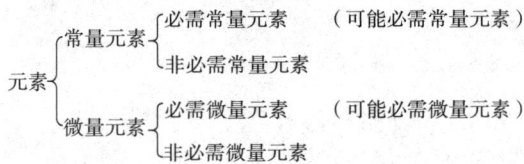

```
         ┌ 常量元素 ┬ 必需常量元素    （可能必需常量元素）
         │          └ 非必需常量元素
元素 ────┤
         │          ┌ 必需微量元素    （可能必需微量元素）
         └ 微量元素 ┴ 非必需微量元素
```

图1-1　元素分类

其中，常量必需元素包括碳、氢、氧、氮、磷、硫、钾、钠、钙、镁。所谓必需微量元素是指在正常人体生命过程中必不可少的具有重要生理功能的微量元素，若人体摄入的营养物质不足或排泄过多，就会诱发疾病。当然必需微量元素过剩也会引起疾病。

微量元素是指在人体总质量中所占比例低于万分之一的元素。在这些微量元素中，包括非必需微量元素和必需微量元素。值得注意的是，非必需微量元素中还包括一些有害或致毒的元素，如铅、砷、镉、汞等。

尽管元素被分为不同的类别，但我们必须认识到，这种分类是相对的，而元素在体内的平衡则是绝对的。实际上，每种元素在人体内都有一个适宜的浓度或含量范围，一旦超出这个范围，就可能对人体产生损害。因此，保持元素平衡对于维护人体健康至关重要。

二、微量元素的最佳浓度范围规律

微量元素，无论是必需微量元素还是非必需微量元素，它们的生理作用都只有在一定浓度范围内才能正常发挥。任何一个微量元素在体内的生理学作用的内容和程度，取决于它本身的理化性质、结构状态及在机体作用的浓度与存在状态。每种微量元素都有自己与众不同的生理功能，以及剂量效应曲线。不仅必需微量元素有生理作用，非必需微量元素（如锗）也有生物学有益的作用，甚至所谓致毒元素也有一定生理作用（如砷）。这主要取决于其在体内的浓度、部位。

必需微量元素之所以必需，是因为：①在生命过程中某一环节需要它。②缺乏则引起生理系列化改变，补充它则恢复原状。③该元素在体内的作用不能被其他元素或物质代替。④对生物体的功能有直接影响，并参与其代谢过程。⑤能构成正常组织生化成分的一部分，并起到重要作用。

三、微量元素与人类关系的问题

目前，微量元素的主要问题，即微量元素在人类健康中存在的直接与间接有待解决的不足与过剩问题，包括中毒问题，是整个人类面临的重要的健康问题。

（一）某些必需微量元素不足

如铁、锌、硒、碘等的不足，主要原因包括：①环境中不足，食物链中不足，植物中含量少、吸收差；②不良的食品加工习惯，过分追求精食、加工中大量损失、不良的饮食习惯、不接受合理的营养食物；③吸收低下，包括某些疾病原因；④不同生理时期需求量增加，而供应量却不足。微量元素不足会引起疾病。

（二）环境污染所致有害元素中毒

工业的发展带来了环境污染，日益威胁着人类的健康，如汽车尾气排出的铅（四乙基铅），弥散在空气中，工厂排出的废气、废水造成的空气、水的污染。工业产品也在对人们的生活环境直接造成危害，如居室墙壁、地板油漆都可能有铅、苯、甲醛等污染。

（三）微量元素摄入过剩

微量元素摄入过剩主要是指必需微量元素，如地方性氟中毒，一部分地区氟中毒的原因是饮水氟过高造成的，通过长年过量饮入高氟水（水中氟含量大于 1.0mg/L）。其他如补铁过多等。

如何改善微量元素的过剩与不足，如何消除有害元素导致的污染的影响，这是人类长期努力解决却尚未解决的问题。

原则措施：从长远与根本措施而言，对于自然环境中微量元素缺乏，通过食物导致人类摄入不足者，应主要采用农业措施来解决，如缺硒的地区可通过种植硒水稻、养殖富硒家畜和家禽等方法解决，还可通过选择食物、食品强化，乃至药物来解决。环境中过剩的某些元素，如高氟可通过人为更换高氟水源、改变燃料等办法解决。污染环境的有害元素或有害物质，主要应采取消灭污染源的根本措施，这需要技术改造的过程、管理政策的实施等过程，宜采取一些减少污染的宏观措施，以及使人体排除有害物的措施。

第二节　微量元素的作用特点及生理功能

一、微量元素在体内作用的特点

（一）微量元素的生理功能具有特异性

每种微量元素在人体内都有其特定的生理功能，这些生理功能与其化学性质、存在形式以及在细胞内的分布密切相关。例如，锌参与 DNA 的合成、铁是血红蛋白的组成部分、硒具有抗氧化作用等。

（二）微量元素的生理功能具有剂量依赖性

微量元素的生理功能与其在体内的浓度密切相关。在一定浓度范围内，微量元素的生理功能随着其浓度的增加而增强，但超过一定浓度后，其生理功能反而会减弱。

（三）微量元素之间的相互作用

在人体内，各种微量元素之间存在相互影响。某些微量元素的生理作用会受到其他微量元素的影响，如铜和锌在生理过程中的相互作用。

（四）微量元素与生物大分子的相互作用

微量元素可以与生物大分子（如蛋白质、核酸等）发生相互作用，从而影响生物大分子的结构和功能。

二、必需微量元素的生理功能

（1）必需微量元素因参与酶的组成而发挥其生理作用。酶是体内生化反应的催化剂，它是大分子的蛋白质。酶的催化作用具有很强的选择性，需要金属微量元素的酶有金属酶和金属激酶，这些酶若没有金属微量元素的参加就没有活性，就不能发挥其体内的生化催化作用。

（2）不同微量元素被摄入体内后的生物利用率不同，生物利用率取决于该元素的结构存在形态。当然，生物体的一些因素也会影响它的生物利用率。

（3）参与激素作用，微量元素直接参与激素的结构组成，如碘与甲状原氨酸形成甲状腺素，也可与激素形成复合物，如锌通过组氨酸胰岛素形成复合物。

（4）参与维生素的作用与组成，如钴为维生素 B_{12} 的核心组成，维生素 E 与硒、锌在作用方面相互配合，并在细胞抗氧化损伤中互相补充。

（5）参与蛋白质的作用，二者互相影响，必需微量元素能参与形成特殊功能的蛋白质，如形成含铁血红蛋白，蛋白质对微量元素在体内运输起重要作用；反之，微量元素对蛋白代谢也起了很大作用，如锌参与合成若干酶，缺锌则导致酶活性下降。

（6）数种必需微量元素具有抗氧化作用。过量自由基可损害机体，但体内有防卫机制，即体内有抗氧化剂与抗氧化酶，抗氧化剂就包括硒等，抗氧化酶也含必需微量元素，如超氧化物歧化酶含锌、铜、锰等。

（7）增强机体免疫功能或调节能力，如锌、硒等可增强机体的免疫功能。

第三节　微量元素缺乏、中毒的原因与矫正

一、微量元素缺乏的原因

（一）地球化学因素

地球化学研究显示，地球不同地质、地理环境条件中的元素及其组成的化合物的数量与种类不同。由于自然环境中某些微量元素分布不均，导致某些地区的人群微量元素摄入不足。在我国部分偏远或内陆地区，由于自然环境因素的制约，如土壤贫瘠、水源匮乏及恶劣的气候条件等，当地的农作物与食物可能缺乏某些关键的微量元素，如铁、碘、硒等。这些微量元素在维持人体正常生理功能及促进生长发育中都发挥着不可替代的作用。微量元素的缺乏会对人体健康造成一系列负面影响。缺铁可能会导致贫血，进而影响血液循环和氧气供应；缺碘可能会影响甲状腺功能，影响人体的新陈代谢和生长发育；而缺硒则可能会影响免疫系统的正常运作，增加疾病的发生风险。

（二）食物结构因素

食物加工过程中的营养流失，以及不良饮食习惯，如偏食、挑食等，都会导致微量元素摄入不足。

（三）加工因素

食物在加工、烹饪过程中，可能会导致微量元素的流失。例如，过度洗

涤、长时间浸泡、高温烹饪等都会使食物中的微量元素流失。此外，精制食品的加工也会去除部分微量元素，如精制白米比糙米中的锌、锰、硒等微量元素含量低。

（四）环境污染

环境污染已成为当前全球性的重大挑战。随着工业化的迅猛发展，人们的生存环境日益受到各类污染物的侵扰。这些污染物不仅严重破坏生态环境，更对人们的身体健康构成潜在威胁。其中，环境污染对人体微量元素平衡的影响尤为值得关注。

首先，水污染问题不容忽视。如工业废水、生活污水等未经处理直接排放，就会导致许多河流、湖泊甚至地下水体遭受严重污染。特别是铅、汞等有毒元素，可通过饮用水、食物链等途径进入人体，长期积累将严重危害人体健康。例如，铅中毒可能会导致神经系统受损、智力发育受阻等；汞中毒则可能会引发肾脏等重要器官的损伤。因此，我们必须高度重视水污染导致的微量元素中毒问题，并采取有效措施加以解决。

其次，空气污染问题同样严峻。如工业发展过程中产生的大量废气、烟尘等污染物排放到空气中，从而形成了严重的雾霾天气。这些雾霾中的重金属颗粒，如铅、镉等，不仅会直接危害人体健康，还会干扰人体对必需微量元素的正常吸收和利用。长期暴露在这样的环境中，人体可能会出现必需微量元素缺乏的症状，如免疫力下降、骨质疏松等。

（五）生理需求增加

孕妇、生长发育中的青少年、老年人等特殊人群，由于生理需求增加，则容易出现微量元素缺乏症状。

（六）疾病因素

某些疾病对微量元素代谢的平衡状态产生影响，进而引发健康问题。微量元素在人体内的生化反应中扮演着不可或缺的角色，是维护身体正常功能的重要元素。然而，在特定疾病的影响下，这些元素的代谢平衡可能会受到干扰，进而导致一系列健康问题，其中包括糖尿病和肾脏疾病等。

二、微量元素中毒原因

（一）过量摄入

由于某些微量元素在人体内具有剂量依赖性，因此，过量摄入可能会导致中毒。例如，过量摄入硒可能会导致硒中毒，而过量摄入铅、汞等重金属则可能会导致神经系统损伤等健康问题。

（二）环境污染

环境中的有害微量元素污染，如水污染、空气污染等，可能会导致人体过量摄入或接触这些有害元素，从而引发中毒。

（三）饮食因素

过量食用含有微量元素的食物，如长期食用含铅较高的食物，可能会导致铅中毒。

（四）疾病因素

某些疾病会导致微量元素的代谢紊乱，如肾脏疾病患者在排泄有害微量元素方面的能力会减弱，进而容易导致中毒。

（五）遗传因素

个体对微量元素的吸收、代谢和排泄能力方面存在差异，部分人可能因遗传原因而导致微量元素中毒。

三、微量元素缺乏、中毒的矫正方法

对于微量元素缺乏和中毒的矫正，可以采取以下七种方法。

（一）调整饮食结构

增加富含微量元素的食物摄入，如肉类、豆类、坚果、蔬菜等。同时，应避免长期食用含有过高微量元素的食物，如铅含量较高的食品等。

（二）补充营养素

针对微量元素缺乏问题，可以通过口服或注射的方式补充缺乏的微量元素。但在补充过程中，应注意控制剂量，避免补充过量而导致中毒。

（三）改善生活环境

减少环境污染，特别是有害微量元素的污染，如控制工业废水、废气的排放，加强对土壤污染的治理等。

（四）加强健康教育

提高公众对微量元素缺乏和中毒症状的认识，引导人们养成良好的生活习惯，如合理膳食、避免偏食等。

（五）疾病治疗

对于患有肾脏疾病等慢性疾病的患者，应及时就医，控制疾病发展，改善微量元素代谢紊乱情况。

（六）个性化调理

针对个体差异进行个性化调理，如遗传因素导致的微量元素中毒，应根据具体情况制订个性化的调理方案，如调整饮食、补充营养素等。

（七）加强科研创新

加大对微量元素的研究力度，开发新型补充剂和治疗手段，为预防和治疗微量元素缺乏和微量元素中毒提供科学依据。

总之，微量元素在人体内起着至关重要的生理作用，缺乏和过量摄入微量元素均会对人体健康产生不良影响。因此，我们应该关注自己的生活环境、饮食习惯，还应合理摄入微量元素，预防中毒，维护身体健康。

四、若干微量元素的缺乏、过剩及矫治简述

（一）铁的缺乏、过剩及矫治

1. 铁缺乏的症状

贫血：由于铁是生成血红蛋白的关键元素，缺乏铁会导致贫血，表现为疲劳、乏力和气短。

皮肤苍白：由于血红蛋白减少，皮肤和黏膜会变得苍白。

心悸和呼吸急促：贫血会使心脏负担加重，可能导致心悸和呼吸急促。

头晕和头痛：大脑缺氧可能引发头晕和头痛。

指甲和头发变化：指甲变脆、易断，头发可能变得干枯或易脱落。

食欲异常：可能出现如异食癖（吃非食物物质）等症状。

2. 铁缺乏的治疗

（1）补充铁剂：根据医生的建议，可以适量使用铁剂进行补充，如硫酸亚铁、葡萄糖酸铁等。铁剂需要在餐后服用，以减少对胃肠道的刺激。

（2）调整饮食：增加富含铁的食物摄入，如瘦肉、动物血、动物肝脏、黑木耳、绿叶蔬菜等。同时，维生素 C 可以促进铁的吸收，因此，适量摄入富含维生素 C 的食物也有助于补铁。

（3）去除病因：患有慢性失血病史，如月经过多、消化性溃疡等，应积极治疗原发病，以减少铁的流失。

（4）个性化调理：根据个体差异，如患有慢性疾病、遗传因素等，应制订个性化的调理方案，如饮食调整、药物治疗等。

（5）定期检查：铁缺乏患者应定期进行血红蛋白、血清铁等检查，以监测治疗效果和铁代谢状况。

3. 铁过多的症状

血清铁和血清铁蛋白含量上升，铁吸收大幅增加，导致肝、脾、胰和皮肤有大量铁沉积，症状表现如下：

（1）氧化应激反应：铁过多可能会导致体内氧化应激反应增强，从而引发自由基损伤，表现为皮肤暗沉、皱纹增多、疲劳等症状。

（2）铁过载症：铁过多可能会导致铁过载症，表现为肝脏、心脏等器官的损伤，严重时可导致肝硬化、心肌病等。

（3）损害神经系统：铁过多可能会对神经系统产生毒性作用，导致记忆力减退、注意力不集中、思维迟钝等症状。

（4）影响生殖系统：铁过多可能会影响生殖系统的正常功能，男性可能出现精子质量下降问题，女性可能出现月经不规律、生育能力降低等症状。

（5）关节疼痛：铁过多可能会导致关节疼痛、肌肉酸痛等症状。

（6）生长发育障碍：儿童和青少年铁过多可能会影响生长发育，表现为生长发育迟缓、身材矮小等症状。

4.铁过多的治疗

（1）调整饮食：要减少富含铁的食物摄入，如肉类、豆制品等。同时，还应增加摄入富含维生素 C 的食物，以促进铁的排出。

（2）药物治疗：对于严重的铁过多症状，可能需要药物治疗，如使用铁螯合剂等药物降低血铁水平。

（3）定期检查：铁过多患者应定期进行血铁、尿铁等检查，以监测铁代谢状况，并及时调整治疗方案。

（4）生活方式调整：保持良好的生活习惯，如适量运动、戒烟限酒、保持良好的作息时间等，都有助于铁的平衡。

（5）个性化调理：根据个体差异进行个性化调理，如患有慢性疾病、遗传因素等，应制订个性化的调理方案，如饮食调整、药物治疗等。

总之，无论是铁缺乏还是铁过多的问题，都应根据具体情况，采取相应的治疗措施。同时，应加强健康教育，提高公众对铁代谢的认识，养成良好的生活习惯对预防和治疗铁代谢紊乱具有重要意义。

（二）钴的缺乏、过剩及矫治

1.钴缺乏的症状

（1）贫血：钴是维生素 B_{12} 的重要组成部分，维生素 B_{12} 对红细胞生成具有重要作用。钴缺乏会导致红细胞数量减少，进而引发贫血。

（2）神经系统症状：钴缺乏可能会导致神经系统症状，如头晕、乏力、手脚麻木、步态不稳等。

（3）消化系统症状：钴缺乏会影响消化系统的正常功能，可能会导致食欲缺乏、腹胀、腹泻等症状。

（4）心血管系统症状：钴缺乏可能会影响心血管系统的正常功能，导致心悸、气促、胸闷等症状。

（5）皮肤症状：钴缺乏可能会导致皮肤干燥、粗糙、易脱落等症状。

（6）骨骼系统症状：钴缺乏可能会影响骨骼系统的正常功能，导致骨质疏松、骨折等症状。

（7）生长发育障碍：儿童和青少年钴缺乏可能会影响生长发育，表现为生长发育迟缓、身材矮小等症状。

2. 钴缺乏的矫治方法

（1）补充钴剂：根据医生的建议，可以适量使用钴剂进行补充，如维生素 B_{12} 等。钴剂需要在餐后服用，以减少对胃肠道的刺激。

（2）调整饮食：增加富含钴的食物摄入，如瘦肉、动物肝脏、海鲜等。同时，避免摄入影响钴吸收的食物，如高纤维食物、咖啡、茶等。

（3）去除病因：患有慢性失血病史，如月经过多、消化性溃疡等，应积极治疗原发病，以减少钴的流失。

（4）个性化调理：应根据个体差异，如患有慢性疾病、遗传因素等，制订个性化的调理方案，如饮食调整、药物治疗等。

（5）定期检查：钴缺乏患者应定期进行血红蛋白、血清钴等检查，以监测钴代谢状况和治疗效果。

3. 钴过多的症状

（1）皮肤反应：如皮肤过敏、瘙痒或皮疹。

（2）呼吸系统问题：如咳嗽、呼吸急促和胸痛。

（3）心血管症状：可能导致心律失常或心悸。

（4）神经系统症状：可能出现头痛、疲劳和神经损伤等问题。

（5）消化系统反应：如恶心、呕吐或腹痛。

4. 钴过多的治疗

（1）停止接触钴：避免继续接触过多的钴，如在工作环境中佩戴防护设备，应避免长时间暴露在钴的环境中。

（2）药物治疗：钴过多患者可以使用药物进行治疗，可使用螯合剂如依地酸二钠钙等，以促进钴的排出。

（3）血液透析：对于严重的钴过多患者，可能需要进行血液透析来排出体内的钴。

（4）个性化调理：应根据个体差异，如患有慢性疾病、遗传因素等，制订个性化的调理方案，如饮食调整、药物治疗等。

（5）定期检查：钴过多患者应定期进行血液钴、尿钴等检查，以监测钴代谢状况，并及时调整治疗方案。

总之，无论是钴缺乏还是钴过多的问题，都应根据具体情况，采取相应的治疗措施。同时，应加强健康教育，提高公众对钴代谢的认识，养成良好的生活习惯对预防和治疗钴代谢紊乱具有重要意义。

（三）锌的缺乏、过剩及矫治

1. 锌缺乏的症状

（1）生长发育迟缓：锌是生长发育的重要元素，锌缺乏会导致儿童和青少年生长发育迟缓，表现为身高不足、体重不增等症状。

（2）免疫系统症状：锌缺乏会影响免疫系统功能，容易发生感染，如频繁感冒、腹泻等。

（3）神经系统症状：锌缺乏可能会导致注意力不集中、学习能力下降、记忆力减退等神经系统症状。

（4）消化系统症状：锌缺乏会对消化系统功能造成影响，可能会导致食欲下降、腹泻和口腔溃疡等症状，同时，还会伴随智力低下并发生代谢性碱中毒。

（5）皮肤症状：锌缺乏可能会导致皮肤干燥、脱屑、痤疮等症状。

（6）骨骼系统症状：锌缺乏可能会影响骨骼系统健康。

（7）心血管系统症状：锌缺乏可能会影响心血管系统功能，导致心悸、胸闷等症状。

2. 锌缺乏的矫治方法

（1）补充锌剂：根据医生的建议，可以适量使用锌剂进行补充，如硫酸锌、葡萄糖酸锌等。锌剂需要在餐后服用，以减少对胃肠道的刺激。

（2）调整饮食：增加富含锌的食物摄入，如瘦肉、动物肝脏、海鲜等。同时，避免摄入影响锌吸收的食物，如高纤维食物、咖啡、茶等。

（3）去除病因：患有慢性失血病史，患月经过多、消化性溃疡等，应积极治疗原发病，以减少锌的流失。

（4）个性化调理：应根据个体差异，如患有慢性疾病、遗传因素等，制订个性化的调理方案，如饮食调整、药物治疗等。

（5）定期检查：锌缺乏患者应定期进行血清锌、血红蛋白等检查，以监测锌代谢状况和治疗效果。

3. 锌过多的症状

（1）神经系统症状：锌过多可能会导致神经系统症状，如头痛、头晕、失眠、烦躁不安、记忆力减退等。

（2）消化系统症状：锌过多可能会引起胃炎、胃溃疡、肠道炎症等消化系统疾病。

（3）心血管系统症状：锌过多可能会影响心血管系统功能，如心律失常、高血压、心肌梗死等。

（4）皮肤症状：锌过多可能会导致皮肤过敏、瘙痒、皮肤炎等症状。

（5）骨骼系统症状：锌过多可能会影响骨骼系统健康。

（6）内分泌系统症状：锌过多可能会对内分泌系统产生影响，导致甲状腺功能减退、糖尿病等。

4. 锌过多的治疗

（1）停止接触锌：避免继续接触过多的锌，如在工作环境中佩戴防护设备，应避免长时间暴露在锌的环境中。

（2）药物治疗：锌过多患者可以使用药物进行治疗，如使用螯合剂如依地酸二钠钙等，以促进锌的排出。

（3）定期检查：锌过多患者应定期进行血清锌、尿锌等检查，以监测锌代谢状况，并及时调整治疗方案。

总之，无论是锌缺乏还是锌过多的问题，都应根据具体情况，采取相应的治疗措施。同时，应加强健康教育，提高公众对锌代谢的认识，养成良好的生活习惯对预防和治疗锌代谢紊乱具有重要意义。

（四）碘的缺乏、过剩及矫治

1. 碘缺乏的症状

（1）地方性甲状腺肿（俗称大脖子病），这是因为甲状腺试图获取更多的碘来生成甲状腺激素。

（2）甲状腺功能减退，导致皮肤肿胀、声音嘶哑、精神机能受损、皮肤干燥伴有鳞屑、头发稀疏毛躁、怕冷和体重增加。

（3）对于儿童，碘缺乏会影响大脑和神经系统的发育，可能导致不同程度的智力缺陷、学习能力低下，严重时会引发地方性克汀病，表现为聋、哑、呆、傻。

（4）孕妇碘缺乏可能增加流产和死胎的风险，胎儿可能生长缓慢，大脑发育异常。

2. 碘缺乏的矫治方法

（1）补充碘剂：根据医生的建议，可以使用碘剂进行补充，如口服碘化钾、碘酸钾等。碘剂需要在餐后服用，以减少对胃肠道的刺激。

（2）调整饮食：增加富含碘的食物摄入，如海产品（海带、紫菜、鱼虾等）、加碘盐等。同时，应避免摄入影响碘吸收的食物，如高纤维食物、咖啡、茶等。

（3）去除病因：如有慢性腹泻、消化性溃疡等病史，应积极治疗原发病，以减少碘的流失。

（4）个性化调理：应根据个体差异，如患有慢性疾病、遗传因素等，制订个性化的调理方案，如饮食调整、药物治疗等。

（5）定期检查：碘缺乏患者应定期进行促甲状腺激素（TSH）、甲状腺素（T4）等检查，以监测碘代谢状况和治疗效果。

（6）健康教育：加强健康教育，提高公众对碘代谢的认识，养成良好的生活习惯对预防和治疗碘代谢紊乱具有重要意义。

3.碘过多的症状

（1）甲状腺疾病：甲状腺肿、甲状腺功能亢进症（甲亢）、自身免疫性甲状腺疾病（AITD）、甲状腺癌。

（2）智力损伤：尽管存在争议，但一些研究指出高碘可能影响中枢神经系统发育，造成智力低下。

（3）脂代谢紊乱：高碘地区人群血中甘油三酯和胆固醇的含量普遍较高，长期过量碘摄入可能导致脂代谢紊乱，增加动脉粥样硬化的风险。

4.碘过多的治疗

（1）减少碘摄入：避免摄入过量含碘食物，如海产品、加碘盐等，同时，增加食物以促进碘的排出，如食用富含膳食纤维的食物。

（2）药物治疗：针对甲状腺功能亢进等疾病，可采用相应药物进行治疗。

（五）铜的缺乏、过剩及矫治

1.铜缺乏的症状

（1）贫血：铜缺乏会影响铁的代谢和血红蛋白的合成，导致贫血症状，如乏力、疲劳、气促等。

（2）神经系统症状：铜缺乏可能会导致神经系统功能异常，如智力下降、记忆力减退、情绪波动等。

（3）心血管系统症状：铜缺乏可能会影响心血管系统功能。

（4）关节和骨骼系统症状：铜缺乏可能会导致骨骼系统疾病。

（5）免疫系统症状：铜缺乏会影响免疫系统功能，容易引发感染和疾病。

（6）皮肤症状：铜缺乏可能会导致皮肤松弛等皮肤疾病。

2. 铜缺乏的矫治方法

（1）补充铜剂：根据医生的建议，可以使用铜剂进行补充，如口服铜酸钠、硫酸铜等。铜剂需要在餐后服用，以减少对胃肠道的刺激。

（2）调整饮食：增加富含铜的食物摄入，如动物肝脏、坚果、豆类等。同时，应避免摄入影响铜吸收的食物，如高纤维食物、抗酸药等。

（3）去除病因：如有慢性腹泻、消化性溃疡等病史，应积极治疗原发病，以减少铜的流失。

（4）个性化调理：应根据个体差异，如患有慢性疾病、遗传因素等，制订个性化的调理方案，如饮食调整、药物治疗等。

（5）定期检查：铜缺乏患者应定期进行血清铜、血红蛋白等检查，以监测铜代谢状况和治疗效果。

3. 铜过多的症状

（1）肝脏疾病：铜过多可能会导致肝脏疾病，如肝硬化、肝炎等。

（2）神经系统症状：铜过多可能会引发头痛、失眠、焦虑等神经系统症状。

（3）心血管系统症状：铜过多可能会影响心血管系统功能。

（4）关节和骨骼系统症状：铜过多可能会导致关节疼痛等骨骼系统疾病。

（5）皮肤症状：铜过多可能会引发皮肤瘙痒、色素沉着等皮肤疾病。

（6）免疫系统症状：铜过多可能会对免疫系统功能产生不到影响。

4. 铜过多的治疗

（1）减少铜摄入：避免摄入过量含铜食物，如动物肝脏、坚果、豆类等，同时，增加食物以促进铜的排出，如食用富含膳食纤维的食物。

（2）药物治疗：针对肝脏疾病等并发症，应采用相关药物进行治疗，如保肝、降酶、抗氧化等药物。

（六）锰的缺乏、过剩及矫治

1. 锰缺乏的症状

（1）神经系统症状：锰缺乏可能会导致神经系统功能异常，如记忆力减退、情绪波动、肌肉僵硬等。

（2）生长发育障碍：锰缺乏可能会影响生长发育，如生长发育迟缓、身高不足等。

（3）骨骼系统症状：锰缺乏可能会导致骨质疏松、骨关节炎等骨骼系统疾病。

（4）生殖系统症状：锰缺乏可能会影响生殖系统功能，如生育能力下降、胎儿发育不良等。

（5）免疫系统症状：锰缺乏会影响免疫系统功能，容易引发感染和疾病。

（6）皮肤症状：锰缺乏可能会导致皮肤干燥、脱屑、色素沉着等皮肤病变。

2. 锰缺乏的矫治方法

（1）增加锰摄入：通过摄入富含锰的食物，如坚果、豆类、蔬菜等，补充锰元素。同时，应避免摄入影响锰吸收的食物，如高纤维食物、抗酸药等。

（2）药物治疗：针对神经系统、生长发育等受损的症状，可以采用相关药物进行治疗。如在使用锰补充剂的同时，还可以服用维生素 B 族、钙剂等辅助治疗。例如，补充乙酸锰、柠檬酸锌等。

3. 锰过多的症状

（1）锰过多可能会引发神经系统疾病。

（2）心血管系统症状：锰过多可能会影响心血管系统功能，如高血压等。

（3）骨骼系统症状：锰过多可能会导致骨关节畸形等骨骼系统疾病。

（4）皮肤症状：锰过多可能会引发皮肤瘙痒、过敏等皮肤问题。

（5）免疫系统症状：锰过多可能会对免疫系统功能产生影响，容易引发感染和疾病。

（6）生殖系统症状：锰过多可能会影响生殖系统功能，如生育能力下降、胎儿发育不良等。

（7）内分泌系统症状：锰过多可能会对内分泌系统产生影响。

此外，还包括疲乏无力，中枢神经系统的进行性恶化，动作笨拙，出现震颤及类似帕金森症候群的症状。

（七）钼的缺乏、过剩及矫治

1. 钼缺乏的症状

（1）代谢异常：钼在体内参与多种酶的作用，其缺乏可能导致体内代谢异常。

（2）尿酸水平升高：钼参与尿酸的代谢，钼缺乏可能导致尿酸水平升高，引发痛风或类似症状。

（3）生长缓慢：特别是在儿童和青少年中，钼缺乏可能影响正常生长和发育。

（4）神经系统问题：可能出现疲劳、头痛或认知功能下降。

（5）免疫系统减弱：可能导致免疫功能减弱，易感染。

2. 钼缺乏的治疗

（1）调整饮食：增加富含钼的食物摄入，如豆类、蔬菜等，同时，应避免过量摄入影响钼吸收的食物，如高纤维食物、抗酸药等。

（2）药物治疗：针对泌尿系统等受损的症状，可以采用相关药物进行治疗。如在使用钼补充剂的同时，还可以服用维生素 B 族、钙剂等辅助治疗。例如，补充 Na_2MnO_4 等。

3. 钼过多的症状

（1）泌尿系统症状：钼过多可能会导致泌尿系统疾病，如肾结石、肾功能不全等。

（2）肠道症状：钼过多可能会引发肠道症状，如腹泻、腹痛、消化不适等。

（3）皮肤症状：钼过多可能会导致皮肤瘙痒、皮疹等皮肤问题。

（4）神经系统症状：钼过多可能会影响神经系统功能，如头痛、失眠、焦虑等。

（5）心血管系统症状：钼过多可能会影响心血管系统功能，如心脏病等。

（6）关节和骨骼系统症状：钼过多可能会导致骨关节病变等骨骼系统疾病。

（7）内分泌系统症状：钼过多可能会对内分泌系统产生影响，如甲状腺功能减退、糖尿病等。

（8）免疫系统症状：钼过多可能会影响免疫系统功能，容易引发感染和疾病。

除此之外，钼过多还可能会使体内产生多种病变及生化紊乱。睾丸高度萎缩及性欲减退，阻止体内对铜的吸收和利用，进而引起铜缺乏病变，同时可使体内钙及磷的代谢受影响，出现佝偻病及软骨病、毛发脱落、贫血等，钼摄入过多还会引起痛风病、骨多孔症。

4. 钼过多的治疗

（1）减少钼摄入：避免摄入过量含钼食物，如豆类、蔬菜等，同时促进钼的排出，如食用富含膳食纤维的食物。

（2）药物治疗：针对泌尿系统、心血管系统等受损的症状，可以采用相关药物进行治疗。如在使用钼减少剂的同时，还可以服用抗酸药、利尿药等辅助治疗。如使用碳酸氢钠、枸橼酸钠等。

此外，还可以补充铜、硫化物及含硫氨基酸（蛋氨酸、胱氨酸）进行防治。

（八）硒的缺乏、过剩及矫治

1. 硒缺乏的症状

（1）心血管系统症状：硒缺乏可能会导致心血管系统功能受损，如高血压、心脏病等。

（2）神经系统症状：硒缺乏可能会影响神经系统功能，如记忆力减退、情绪波动、失眠等。

（3）免疫系统症状：硒缺乏会影响免疫系统功能，使人容易感染疾病。

（4）肝脏疾病：硒缺乏可能会导致肝硬化、肝炎等肝脏疾病。

（5）肾脏疾病：硒缺乏可能会引发肾功能不全、肾炎等肾脏疾病。

（6）皮肤症状：硒缺乏可能会引发皮炎等皮肤疾病。

（7）甲状腺疾病：硒缺乏可能会影响甲状腺功能，如甲状腺肿大等。

2. 硒缺乏的矫治方法

（1）增加硒摄入：通过摄入富含硒的食物，如动物内脏、肉类、鱼类、蛋类等，补充硒元素。同时，应避免摄入影响硒吸收的食物，如高纤维食物、抗酸药等。

（2）药物治疗：针对心血管系统、神经系统等受损的症状，可以采用相关药物进行治疗。如在使用硒补充剂的同时，还可以服用维生素E、锌剂等辅助治疗。如补充亚硒酸钠等。

（3）改善生活习惯：保持良好的作息时间，避免过度劳累，增加锻炼，提高身体免疫力。

（4）定期检查：定期检查身体，及时发现硒缺乏的症状，并及时进行治疗。

3. 硒过多的症状

（1）神经系统症状：硒过多可能会导致神经系统功能受损，如头痛、头晕等。

（2）心血管系统症状：硒过多可能会影响心血管系统功能，如周围动脉疾病等。

（3）肝脏疾病：硒过多可能会引发肝硬化、肝炎等肝脏疾病。

（4）肾脏疾病：硒过多可能会引发肾功能不全、肾炎等肾脏疾病。

（5）肌肉系统症状：硒过多可能会导致肌肉萎缩、无力等肌肉疾病。

（6）皮肤症状：硒过多可能会引发皮肤干燥、脱屑等皮肤疾病。

（7）甲状腺疾病：硒过多可能会影响甲状腺功能，如甲状腺肿大、甲状腺功能减退等。

（8）免疫系统症状：硒过多可能会影响免疫系统功能，使人容易感染疾病。

此外，硒过多还可能会导致胎儿发育异常，如出生缺陷、生长发育迟缓等。

4.硒过多的治疗

（1）减少硒摄入：避免摄入过量含硒食物，如肉类、鱼类等，同时增加食物以促进硒的排出，如食用富含膳食纤维的食物。

（2）药物治疗：针对神经系统、心血管系统等受损的症状，可以采用相关药物进行治疗。如在使用硒减少剂的同时，还可以服用抗酸药、利尿药等辅助治疗。例如，施用蛋氨酸、维生素 E、BAL、青霉胺等。

（3）调整生活习惯：保持良好的作息习惯，避免过度劳累，增加锻炼，提高身体免疫力。

（4）定期检查：定期检查身体，及时发现硒过多的症状，并进行治疗。

（5）补充其他营养素：平衡摄入各种营养素，如维生素、矿物质等，以促进身体健康。

总之，无论是硒缺乏还是硒过多的问题，都需要关注身体状况，并及时调整饮食和生活习惯，必要时采取药物治疗。在治疗过程中，应遵循医生的建议，定期进行检查，确保身体健康。同时，了解硒的作用和合理摄入量，合理搭配食物，保持良好的生活习惯，是预防硒相关疾病的关键。在日常生活中，我们要关注自己的身体状况，及时发现异常，并做好疾病预防工作，才能拥有健康的身体。

（九）氟的缺乏、过剩及矫治

1. 氟缺乏的症状

（1）牙齿疾病：氟缺乏可能会导致牙齿健康受损，如龋齿、牙齿松动、牙周炎等。

（2）骨骼疾病：氟缺乏会影响骨骼生长发育，如骨质疏松等。

（3）神经系统症状：氟缺乏可能会影响神经系统功能，如疲劳、注意力不集中、记忆力下降等。

（4）心血管系统症状：氟缺乏可能会引发心血管系统疾病，如高血压、冠心病等。

（5）免疫系统症状：氟缺乏会影响免疫系统功能，使人容易感染疾病。

（6）皮肤症状：氟缺乏可能会引发皮肤干燥、易过敏等皮肤疾病。

2. 氟缺乏的矫治方法

（1）补充氟元素：通过摄入富含氟的食物，如饮用水、含氟牙膏等，增加氟的摄入。此外，还可以使用氟化物进行治疗，如口服氟化钠、氟化钙等。

（2）药物治疗：针对牙齿疾病、骨骼疾病等受损的症状，可以采用相关药物进行治疗。如在使用氟补充剂的同时，还可以服用维生素 D、钙剂等辅助治疗。

（3）改善生活习惯：保持良好的作息时间，避免过度劳累，增加锻炼，提高身体免疫力。注意口腔卫生，定期刷牙、使用牙线，还应避免摄入过多甜食和酸性食物。

（4）定期检查：定期检查身体，及时发现氟缺乏的症状，并进行治疗。

对于牙齿疾病，应定期看牙医，进行口腔检查和治疗。

（5）平衡饮食：保持饮食平衡，摄入足够的营养物质，如维生素、矿物质等，以促进身体健康。还应适量摄入富含氟的食物，如鱼类、茶叶等。

3. 氟过多的症状

（1）神经系统症状：氟过多可能会导致神经系统功能受损，如头晕、记忆力减退等。

（2）骨骼疾病：氟过多可能会影响骨骼生长发育，如骨密度增加等。

（3）心血管系统症状：氟过多可能会引发心血管系统疾病，如高血压、冠心病等。

（4）肝脏疾病：氟过多可能会引发肝脏疾病。

（5）肾脏疾病：氟过多可能会引发肾功能不全、肾炎等肾脏疾病。

（6）肌肉系统症状：氟过多可能会导致肌肉萎缩、无力等肌肉疾病。

（7）皮肤症状：氟过多可能会引发皮肤干燥、易过敏等皮肤疾病。

（8）甲状腺疾病：氟过多可能会影响甲状腺功能，如甲状腺肿大、甲状腺功能减退等。

（9）免疫系统症状：氟过多可能会影响免疫系统功能，使人容易感染疾病。

此外，还有可能引起骨质变硬、骨质增生（肌肉、腱及韧带附着部分特别明显），韧带钙化、椎间管变窄。抑制很多酶的活性，导致氟骨症、合并膝外翻、氟斑牙等。

4. 氟过多的治疗

（1）减少氟摄入：避免摄入过量含氟食物，用吸附或过滤法除去饮用水中的氟。

（2）药物治疗：针对神经系统、心血管系统等受损的症状，可以采用相关药物进行治疗。如用蛇纹石治疗氟中毒。

第二章
锌与健康

第一节　锌的作用与疾病

锌是人体生命必需的微量元素之一，近二十年来，大量研究资料证实，锌是许多酶的内在组分，稳定着酶的催化作用及其结构。锌酶很可能参与遗传信息的转录、转译。锌是多功能元素。

一、人体内的锌

锌全部来自饮食，主要是动物性食物，如海产品（鱼、贝壳类）、瘦肉、肝、肾等；其次是植物性食物，如谷类、豆类、蔬菜和水果等。锌主要通过肠道吸收，但有许多因素影响锌吸收，如铜、镉、磷、植物纤维和植物酸盐均会使锌的吸收减少。锌的生理需要量因年龄、性别、生理状态和营养需求等因素而异。锌在人体内的含量维持在一个相对稳定的水平，这是维持人体健康所必需的。人体内的锌含量主要取决于人体本身的吸收和排泄。

二、锌的生物学功能

锌除构成和激活许多金属酶之外，对稳定蛋白质、核酸结构、细胞器的整合、细胞运输、遗传表达信息等方面都起着重要作用。经证实，锌酶在大多数的代谢反应中都发挥着重要作用。锌酶一旦失去锌元素，其活性将立即丧失。此外，锌也是核酸的重要组成部分，并参与核酸的代谢过程。因此，锌与人的生长发育关系十分密切。锌在人体正常生长发育过程中具有不可或缺的作用。具体而言，它主要通过以下三个方面来发挥作用：首先，锌能够促进蛋白质的吸收和合成，这一过程依赖于 DNA、RNA 聚合酶的参与，对于维持生命活动的基本需求至关重要；其次，锌能够激发食欲，有助于保障人体摄入充足的营养；最后，锌还参与生长激素的合成，对生长激素的作用产生积极影响，从而促进生长发育的正常进行。值得注意的是，锌和铁的缺乏可能会导致性功能减退，这是由于垂体促性腺激素减少所引起的。这一现象在一些男性不育症患者中尤为显著，因此，保持体内锌、铁元素的平衡对于维护人体健康具有极其重要的作用。

三、缺锌性疾病

（一）厌食症和地图舌

锌元素缺乏对于核酸及蛋白质合成的影响在细胞周期较短的味蕾中表现尤为突出。该作用可造成黏膜增殖及角质化不全，而且脱落的表皮细胞可阻塞味蕾，继而阻断由进食引发的味觉反应，使味觉敏感度下降，进而对胃口产生不利影响。因此，维持适量的锌元素摄入对于维持人体的正常生理功能具有重要作用。有些锌缺乏患者在舌面出现如地图样的形态学改变，称为地图舌。

（二）缺锌性侏儒症

缺锌性侏儒症在伊朗首次被发现，主要影响青少年。患者表现出生长发育迟缓、身材异常矮小，类似侏儒，同时第二性征发育不良，并伴有严重的贫血症状。患者接受补锌治疗后显著长高，第二性征也开始发育。

（三）智力低下

据报道，大鼠在缺乏锌元素的情况下，其大脑海马区会出现发育不良的现象，这直接导致其记忆力和学习能力显著下降。反观正常的大鼠和人类，他们的海马区锌浓度都维持在一个较高的水平。此外，已有研究显示，智能儿童与智能障碍儿童的发锌量具有明显的差别，发锌量与智能状态具有密切联系。这些发现对于我们理解和研究锌元素在人体中的重要作用，以及如何通过科学的饮食和营养补充来维持和提升智力能力具有重要的启示意义。

（四）免疫力低下

人体特别是发育较快的儿童缺锌后，体内胸腺和脾脏萎缩，血液中T细胞和巨噬细胞的趋化功能明显下降，免疫球蛋白降低，造成免疫功能低下，抵抗力下降，常患感冒、气管炎、扁桃体炎等疾病。

（五）青年痤疮

锌参与维生素 A 的代谢，刺激视黄醇肝内合成和释放，雄激素与锌元素存在紧密联系，尤其在青春期，人体对锌的需求量显著增加，这往往会导致锌的相对缺乏。这种缺乏状态可能会引发青春期面部皮脂腺分泌功能的异常，表现为皮脂腺分泌过多，进而诱发痤疮等皮肤问题。青春期是人体生长发育的关键时期，皮肤状态也处于较为娇嫩、光滑的阶段，因此，保持适量的锌摄入对于维护皮肤健康尤为重要。

（六）糖尿病

患者锌值明显降低，铜锌比值增大，血锌水平的下降受多重因素影响。老年人胃肠道吸收功能减退，或是糖尿病患者尿量增多，导致尿中锌排泄量增加，以及病患在饮食控制过程中锌摄入量减少，均可能引发血锌下降。此外，血浆蛋白浓度的降低也可能会导致锌元素与蛋白质的结合率与亲和力下降，进一步加剧血锌水平下降的趋势。这些复杂因素相互作用，共同决定了血锌水平的动态变化。

（七）伤口不愈合

锌元素缺乏会导致 DNA 和 RNA 的合成量下降，从而影响伤口处颗粒组织中胶原蛋白的正常生成。胶原蛋白的减少进一步导致肉芽组织结构的脆弱性增加，更容易受损。因此，在外伤愈合过程中，锌元素的缺乏会显著延缓伤口的愈合速度。如临床上用锌剂外敷治疗下腿溃疡，每周一次，一般 3~5 次可愈合，也说明此病与锌缺乏有关。

（八）复发性口腔溃疡

缺锌可影响口腔黏膜的消化黏液蛋白合成，使口腔黏膜层剥落，造成口腔溃疡。近几年来，临床广泛应用含锌药物和含锌食品治疗复发性口腔溃疡确有收敛、止痛作用。消炎加速细胞生长和创面修复作用，有效率高。

（九）类风湿性关节炎

人体关节腔内关节滑膜对锌离子的需求不容忽视，而锌离子的缺乏亦被视为类风湿性关节炎发病的重要因素之一。锌制剂可使病人关节肿胀、僵硬、疼痛等症状改善。

（十）前列腺肥大

在临床上，有研究表明，男性体内的锌含量较高。有人提出，50岁以上的男性，前列腺正常者应每天适量补充锌，以预防前列腺肥大，前列腺已肥大者可视病情补充锌剂。

总之，锌与人体健康的关系越来越多为人们所认识。缺锌性疾病也逐渐为学者论证。临床上锌的应用越加广泛。但不可忽视锌还有其毒性的一面。其毒性反应与其服用的化学状态、剂量大小、用药途径有关。虽然锌的中毒剂量很高，由口服引起锌中毒的现象极少见，但是静脉、皮下给锌过量可能会引起毒性反应，需引起注意。因此，在补锌时需作检测，并根据病情正确使用。

第二节　缺锌的命名和诊断

锌在生物科学和医学领域内的科研和应用，进展十分迅速，已知锌与200多种酶的活性都有关，然而国内外有关缺锌的命名、诊断指标及治疗至今没有统一的标准，有关血清和头发锌的诊断价值，也各执一端，争论不休，给微量元素（尤其锌）的科研、诊疗、预防和保健带来诸多不便和混乱，孔祥瑞教授提出了缺锌的命名原则和诊断标准供参考。

一、命名

由于国内外对缺锌程度及缺锌症的命名、定义及区分标准，均尚无明确规定，以致目前有关缺锌的命名繁多，有缺锌、边缘性缺锌、相对性缺锌、营养性缺锌、营养侏儒、缺锌症等。既不统一，概念也不清楚，使诊疗和研究工作中出现某些混乱，为此，统一和稳定缺锌学术用语，已势在必行。目前，学界主要使用二级二名命名法进行定义，这一命名法旨在通过明确区分缺锌的不同程度和类型，促进学术交流的一致性，提高诊疗效率，并推动缺锌相关领域研究的深入发展。

二、缺锌的诊断指标

（一）主要指标

主要指标包括以下几点：一是核素示踪试验，二是外周血中锌的水平，三是核酸、核糖核酸聚合酶活力状况，四是对肠源性手足皮肤炎的确诊，五是对酒精及 LDH 活力的考察，六是碳酸酐酶和胸腺嘧啶核苷的激活性，七是肝脏中的锌含量，八是中性粒细胞的碱性磷酸酶活性。以上各项指标的测定和分析，对于相关疾病的诊断和治疗都具有重要作用。

（二）重要临床指标

针对锌元素缺乏的病症表现，共有 36 种常见情形，包括原因不明的厌食症、异食癖、地图舌、生长发育迟缓等症状。此外，在接受全胃肠外营养（TPN）治疗 3 周后，患者还可能出现湿疹样病变。这些病症表现与中医理论中的虚证相符。以上内容仅供参考，如有相关症状，请及时就医，以便确诊和治疗。

第三节　锌剂的应用

一、国内锌制品

（一）国内锌制品及应用

王广仪曾撰文综述了国内锌制剂的应用。国内孔祥瑞（1959 年）最早用硫酸锌治疗慢性小腿溃疡取得成功，硫酸锌在服用中发现不良反应及吸收率低等问题，20 世纪 80 年代，相继研究开发锌的有机化合物，如出现了枸橼酸锌、谷氨酸锌、乳酸锌、胰岛素锌、甘草酸锌、葡萄糖酸锌等。已知不同结构的锌盐，其生物利用率不同，无机盐锌吸收利用率低，有机锌吸收率高，所以近年来硫酸锌已少用。锌的不同有机化合物由于其结构不同，生物利用率也不同。葡萄糖酸锌目前应用最多。

葡萄糖酸锌的安全性：葡萄糖酸锌属于无毒物质，其作为一种有机锌化合物，化学性质相对稳定，通常以白色或近乎白色的颗粒、结晶性粉末形式存在，无嗅无味。这种稳定性意味着葡萄糖酸锌在体内不易分解产生有毒物质，从而保证了其使用的安全性。

葡萄糖酸锌的应用：葡萄糖酸锌已被收入药典，主要用于儿童缺锌综合征、成人缺锌所引起的各种相关疾病，疗效甚好。另外对若干疾病也有一定辅助治疗作用。如对缺锌所致的儿童厌食、异食癖、口腔溃疡等有效。锌、硒同用有防癌、抗癌作用。葡萄糖酸锌对关节炎、肾病、消化道病也有良好效果。葡萄糖酸锌还可外用，如用于皮肤病、创伤、烧伤、皮肤黏膜溃疡，可以促进提前愈合。

还可用葡萄糖酸锌与中药配制成中药微量元素复方制剂，发挥锌与中药双方协同作用，或用葡萄糖酸锌与针对中药提取物，二者组合成复方制品效果更好。

（二）锌制品制剂可治疗的疾病

（1）儿童缺锌综合征，如儿童生长痛、缺铁性贫血及佝偻病复合用药。

（2）口腔溃疡、口角炎、伤口愈合促进，弱视、维生素 A 治疗无效的夜盲症。

（3）上呼吸道炎症（咽炎、鼻炎、扁桃体炎等）、慢性支气管炎，肺结核、肝炎、糖尿病、胃十二指肠溃疡、慢性腹泻、结肠炎等可配合使用。

（4）皮肤湿疹、痤疮、脓疱疮、脱发、斑秃，皮肤烧伤烫伤用。

（5）骨折、广泛软组织挫伤、脑挫伤，大手术后恢复期使用。

（6）男性少精症、死精症、男性不育、性功能低下。女性原发性不孕症、第二性征发育不全、月经不调、妊娠反应、妊娠期保健用。

（7）抑郁症、神经症、更年期综合征、低智力，肌无力。

二、锌剂对儿童疾病的应用例

例1：治疗儿童疾病

锌是人体必需的微量元素之一，对于维持儿童正常的生理功能至关重要。当儿童因各种原因导致锌缺乏时，可能会引发一系列疾病，如腹泻、呼吸道感染等。此时，适量补充锌剂能够有效缓解这些症状，促进疾病康复。对于急性腹泻的儿童，补锌能够缩短病程，减少腹泻次数，同时降低腹泻复发的风险。此外，锌剂在治疗儿童皮肤病、增强免疫力等方面也表现出显著的疗效。

例2：促进儿童生长发育及矫治缺锌综合征

锌是儿童生长发育过程中不可或缺的营养素，它参与体内多种酶的合成与活化，对维持儿童正常的生长发育具有重要意义。当儿童缺锌时，可能会出现生长发育迟缓、免疫力下降、食欲缺乏等症状，严重时甚至导致智力发育不良。此时，及时补充锌剂能够有效改善这些症状，促进儿童健康成长。对于已经确诊为缺锌综合征的儿童，锌剂更是矫治该病症的重要药物。

例3：对小儿心肌炎的保健作用

心肌炎是一种心肌的炎症性疾病，可由多种原因引起，如感染、自身免疫性疾病等。锌在维持心血管健康方面发挥着重要作用，它能够促进心肌细胞的修复与再生，增强心肌的收缩功能。对于小儿心肌炎患者来说，适量补充锌剂有助于改善心肌功能，促进病情康复。此外，锌剂还能够增强患儿的免疫力，降低心肌炎复发的风险，从而起到良好的保健作用。

三、锌剂对生育的应用例

例1：高纯度甘氨酸锌在改善精子质量方面的作用

近年来，随着生殖医学研究的深入，高纯度甘氨酸锌作为一种新型锌补充剂，因其良好的生物利用度和低毒性，逐渐成为提升男性生育能力的重要辅助手段。精子质量低下是导致男性不育的主要原因之一，其中锌元素在精子生成、成熟及功能维持中扮演着关键角色。

高纯度甘氨酸锌通过优化生物利用度，有效实现了精子生成过程中的锌元素供应，这对于精子浓度、活力及形态学的改善至关重要。对于男性不育患者，特别是那些精子质量不达标的患者，高纯度甘氨酸锌的补充显著增强了精子的整体质量，为提高生育能力提供了有力支持。

例2：锌硒宝在治疗弱精症中的临床应用

弱精症是男性不育的常见病因之一，其特征为精子活力低下。联合补充锌与硒能显著提高精子抗氧化能力，改善精子运动能力。锌硒宝作为一种富含锌、硒及多种维生素的复合制剂，在弱精症的治疗中产生了较好的临床效果。该制剂通过同时补充锌与硒这两种对精子健康至关重要的微量元素，显著增强了精子的抗氧化防御机制，进而改善了精子的运动能力和活力。临床应用中，锌硒宝不仅显著提升了弱精症患者的精子活力水平，还确保了患者体内锌、硒元素的平衡，为治疗弱精症提供了一种安全有效的方案。

例3：微量元素联合疗法在难治性无精症中的初步探索

在难治性无精症这一男性不育的复杂领域，微量元素联合疗法展现出了其独特的探索价值。鉴于锌、锰、硒等微量元素在精子发生和成熟过程中的关键作用，该疗法通过补充患者体内缺乏的微量元素，旨在恢复精子生成的微环境平衡。初步研究结果显示，尽管难治性无精症的治疗难度大，但微量元素联合疗法仍能让部分患者产生诱发精子生成的积极变化，为这一顽疾的治疗开辟了新的思路。同时，患者体内微量元素水平的整体改善，也进一步证实了该疗法在治疗难治性无精症中的潜在应用前景。

四、锌剂对皮肤、肛门、口腔的应用例（外用）

例1：纳米氧化锌在皮肤创面护理中的应用

随着纳米技术的快速发展，纳米氧化锌因其独特的物理化学性质，在皮肤创面护理中展现出显著优势。纳米氧化锌具有广谱抗菌性，能有效抑制细菌、真菌及病毒的生长，从而减少创面感染风险。此外，其良好的吸湿性和透气性有助于保持创面干燥，促进愈合。在烧伤、皮肤溃疡等创面的治疗中，纳米氧化锌敷料不仅加速了创面愈合过程，还显著减轻了患者的疼痛和不适感。

例2：锌复合制剂治疗痔疮

肛周疾病如痔疮、肛裂等，常伴随炎症和疼痛，严重影响患者的生活质量。锌作为人体必需的微量元素，在促进组织修复、增强免疫力方面具有重要作用。近年来，锌复合制剂（如含锌的痔疮膏、栓剂等）被广泛应用于肛周疾病的治疗中。这些制剂不仅含有锌元素，还结合了其他具有消炎、止痛、促进愈合等作用的成分，通过局部给药，直接作用于病灶，显著提高了治疗效果。临床数据显示，使用锌复合制剂治疗肛周疾病的患者，其症状缓解时间缩短，且复发率较低。

例3：锌基口腔喷雾或含片治疗口腔溃疡

口腔溃疡作为一种常见的口腔黏膜疾病，其发病机制复杂，治疗难度大。近年来，锌基口腔喷雾或含片因其便捷性和有效性逐渐受到关注。锌离子能直接作用于溃疡面，促进细胞再生和修复，同时其抗菌特性有助于减少继发感染。定期使用锌基口腔喷雾或含片的患者，其溃疡愈合时间显著缩短，且复发率降低。此外，该喷雾或含片还能缓解口腔溃疡引起的疼痛和不适，提高患者的生活质量。

五、锌剂的其他应用例

例1：锌剂在COVID-19辅助治疗中的潜力

锌作为一种具有免疫调节和抗病毒潜力的微量元素，其在COVID-19辅助治疗中的应用受到了广泛关注。研究表明，锌参与了免疫细胞的活化和抗病毒反应的多个环节，能够增强机体对病原体的防御能力。

锌补充剂可能有助于减轻COVID-19患者的症状严重程度，缩短病程，并减少并发症的发生。

例 2 ：锌剂在神经系统疾病中的新探索

近年来，锌在神经系统疾病中的作用逐渐受到重视。锌不仅是神经元活动的重要调节因子，还参与了神经退行性疾病（如阿尔茨海默病、帕金森病）的发病过程。通过调节锌的稳态，可以影响神经元的存活、突触可塑性及神经递质的释放。因此，锌剂被探索用于神经退行性疾病的预防和治疗中。一些初步研究表明，适当补充锌可能有助于改善患者的认知功能，延缓疾病进展。

例 3 ：锌剂在心血管疾病预防中的应用

心血管疾病是全球范围内导致死亡的主要原因之一。近年来，锌在心血管疾病预防中的作用逐渐受到关注。锌参与了血管内皮功能的调节、血压的控制及氧化应激的抑制等多个过程。适当补充锌可以显著改善血管内皮功能，降低血压水平，减少氧化应激对心血管系统的损害。因此，锌剂被探索用于心血管疾病的预防中。

第三章
铁与健康

第一节　铁与人体

一、人体中铁的来源与分布

人体铁元素的摄取主要途径可分为两部分。首先，可以从食物中摄取，如动物的肝脏、肾脏、瘦肉；富含铁的食品包括鸡蛋、豆类、蔬菜、水果等。一般人每天需要摄取 10~15mg 的铁，每天可以摄取 0.5~1.5mg 的铁，一般吸收量是 5%~10%。其次，也可以从红细胞分裂时释出的铁素中提取出来，80% 的铁被用在了血红素的制造上，剩下的 20% 被储存在体内。因此，保持合理的饮食习惯，确保摄入足够量的铁元素，对于维持人体正常的生理功能具有重要意义。同时，也需要关注体内铁元素的储存和利用情况，以确保铁元素的平衡和稳定。

二、铁的吸收与代谢

十二指肠和空肠上部是铁的主要吸收位置，受各种因子的影响。首先，考虑到溶解状态下的铁类化合物更容易被人体利用。亚铁盐比高铁盐的溶解度大，人体对 Fe^{2+} 的吸收能力是 Fe^{3+} 的 3 倍左右。但是，溶解态 Fe^{3+} 的络合物也容易被吸收。所以，凡是能把 Fe^{3+} 还原成 Fe^{2+} 或者能与其形成络合物的化合物，都可以帮助人体提高铁的利用率。另外，从人体的生理平衡机理来看，人体的各种机能都是一种动态平衡。肠道上皮细胞吸收铁能力与机体的铁贮量及造血速率密切相关。动态研究表明，在机体内铁贮量不足或血液循环加速时（如出血、溶血、缺氧等），肠道黏膜对铁的吸收速率也会随之增加。

综上所述，铁的吸收受到多种因素的影响，包括铁物质的溶解性、体内铁储量和造血速度等。了解这些因素有助于我们更好地理解铁在体内的吸收过程，并为缺铁性贫血的治疗提供科学依据。

人体内铁的代谢机制相较于其他物质代谢具有显著特性，即在健康状态下，机体对铁的丧失极为有限。因此，人体每日从食物中摄取的铁质需求量极低，仅能补充因体内自然消耗而损失的微量铁质。这意味着人体铁代谢系统呈现出高度的封闭性。在正常情况下，体内的铁元素能够实现循环再利用，维持着稳定的代谢平衡。

三、铁的生理功能

铁是形成血红蛋白必不可少的一种物质，在人体内发挥着极其重要的作用。血红蛋白把来自肺的氧运输到身体的各个器官，并把来自身体里的二氧化碳带走。这一过程中，血红蛋白的氧合与脱氧过程是可逆的，其氧合作用的核心在于血红素中的 Fe^{2+}。铁元素在生理过程中扮演着至关重要的角色，不仅是血红蛋白合成的关键参与者，还构成了多种重要酶类。铁还是许多酶的成分，这些酶在人体内参与各种生化反应，发挥着重要的生理作用。例如，细胞呼吸、能量代谢、抗氧化反应等过程都离不开铁元素。含铁酶还有促进生长发育、提高免疫力、维持神经系统功能正常等作用。因此，铁元素在人体内具有多种重要作用，铁缺乏会影响人体各个系统的正常运作。铁是一种重要的营养元素，它与机体的呼吸活动以及机体的新陈代谢都密切相关。

四、人体铁载量与人体健康关系的机理研究

人体内部具备自我调节机制，能够维持铁元素的平衡状态。然而，当人体的生理功能出现障碍时，这种自我调节机制可能会受到影响，导致铁代谢发生异常，进而造成体内铁元素的失衡。这种失衡状态可能会引发一系列疾病，对人体健康产生不良影响。因此，保持人体内部铁元素的平衡对于维护人体健康至关重要。

综上所述，机体内铁元素的平衡状态对于维护人体健康至关重要。在日常生活中，我们必须科学控制铁的摄入量，以准确评估铁在生理机制中的作

用。既要充分认识到铁元素对人体健康的积极作用，也要深刻认识到铁负荷过量可能带来的负面影响。我们不应盲目地认为铁化合物均无毒，而应通过合理调节，确保机体内的铁元素保持平衡，进而提升免疫力，促进人体健康。在医学临床实践中，更应谨慎对待铁元素的摄入与调节，以科学的态度和方法维护人体健康。

第二节　铁与疾病

一、概述

铁的不足是目前部分人群存在的问题。缺铁会引起疾病。缺铁情况下，婴幼儿生长发育期就会出现症状，使血红蛋白合成障碍，导致缺铁性贫血，引起全身疾病，尤其对神经系统会造成永久性损伤。美国儿科学会及营养学会推荐出生体重为 1000~1500g 的婴儿，每日应补铁 3mg/kg，4~10 岁儿童，供应量应增加到 10mg/kg，11 岁以后应增至 18mg/kg，以满足青春期快速发育及生长的需要。

膳食中的铁大约有两种形式：铁盐类占 90%，为非血红蛋白铁；血红素铁占 10%，来自动物、食品中血红蛋白和肌肉中肌球蛋白，很容易被肠道吸收，不受人体铁营养状况和膳食中其他营养成分的影响。母乳与牛乳在铁的生物利用率方面存在显著差异。具体而言，母乳中铁的吸收率高达 50%，相比之下，牛乳中铁的吸收率仅为 10%。这一数据表明，在提供铁质营养方面，母乳比牛乳具有更高的生物利用率和更高的营养价值。因此，在婴幼儿喂养过程中，应优先考虑母乳喂养，以确保婴儿获得充足的铁质营养。

铁与机体内许多酶活动有关，参与能量代谢、造血和免疫功能。若长期铁质供应不足，可引起缺铁性的贫血、溶血性的贫血、再生障碍性贫血、免疫功能低下和抗病能力减弱等。

二、铁与疾病的关系

（一）缺铁性贫血

血红素与珠蛋白结合成血红蛋白，红细胞中的血红蛋白由一种名为原卟啉的化合物与铁元素结合形成血红素。因此，铁是血红蛋白合成的重要原料之一。在特定情况下，如果因某种原因导致机体摄取铁元素的量不足或流失过多，这将会引发体内铁缺乏。这种缺乏将直接影响到红细胞内血红蛋白的合成过程，从而可能诱发缺铁性贫血。这一系列的生理过程提示我们，对于铁元素的摄入与保留，需要予以充分的关注和重视。缺铁性贫血多见于儿童、青壮年和妇女。其原因是婴幼儿，尤其是人工喂养者（牛乳含铁量少，而且生物利用率差），生长发育时期儿童代谢旺盛，铁的需要量增加，如摄取供应量不足，则容易引起缺铁性贫血。临床表现为：儿童食欲缺乏、偏食、全身无力、头发稀少、多汗、面色苍白、学习注意力不集中、抗病能力差、易感冒及疲劳。成人则表现为头昏、乏力、心悸、气短及脸色苍白等。另由于铁参与机体组织细胞代谢，需要很多含铁酶及辅酶，而缺铁时这些含铁酶及辅酶的活力就会降低，导致指甲凹陷、反甲（匙状甲）、舌炎、口角炎、胃炎、黏膜萎缩、胃酸缺乏、皮肤干燥、头发脱落、干燥少光泽。

（二）儿童佝偻病

缺铁影响脂溶性维生素 D 的吸收与重吸收过程。维生素 D 是儿童生长发育过程中不可或缺的营养素，其主要功能是促进钙、磷的吸收和利用，以维持骨骼的正常生长发育。然而，在现实生活中，许多儿童由于各种原因，容易出现维生素 D 缺乏的现象，进而引发儿童佝偻病。缺铁是导致儿童维生素 D 缺乏的一个重要原因，缺铁会影响脂溶性维生素 D 在肠道内的吸收及其在肠肝循环的重吸收过程。

首先，维生素 D 是一种脂溶性维生素，主要通过肠道吸收。在肠道中，维生素 D 与脂肪酸结合，形成脂溶性维生素 D- 脂肪酸复合物，随后通过肠道细胞进入血液循环。在这个过程中，缺铁会影响脂溶性维生素 D 的吸收。

因为铁元素铁缺乏可能抑制维生素 D 运输载体的合成，导致维生素 D 的吸收减少。

其次，维生素 D 在肠肝循环的重吸收过程也会受到影响。在肝脏中，脂溶性维生素 D 通常被转化为水溶性维生素 D，以便进一步在肾脏中转化为活性形式。缺铁会导致肝脏功能受损，影响维生素 D 的转化和重吸收。此外，铁元素还在肝脏中参与产生一种称为法尼醇的物质，这种物质是维生素 D 活性形式的关键调节因子。缺铁还会导致法尼醇的生成减少，从而影响维生素 D 活性形式的生成。

因此，由于缺铁影响脂溶性维生素 D 的吸收及其在肠肝循环的重吸收过程，还会导致儿童容易出现维生素 D 缺乏，进而诱发佝偻病。佝偻病的表现为骨骼发育不良，如腿部弯曲、鸡胸、牙齿发育迟缓等，严重影响儿童的生活质量和生长发育。

为了预防儿童佝偻病，家长应关注孩子的铁营养状况，确保孩子摄入充足的铁元素。同时，要保证孩子接受充足的日光照射，促进体内维生素 D 的生成。在医生的建议下，可以根据孩子的年龄、体重和生长发育状况，补充维生素 D。通过这些措施，有助于降低儿童佝偻病的发病率，保障孩子的健康成长。

（三）龋齿

目前，儿童龋齿现象严重，与缺铁有关，铁在体内可形成乳铁质，乳铁质能使变形链球菌的生长受到一定的抑制，发挥一定的抗龋齿作用。

（四）上呼吸道疾患

缺铁不仅会引起贫血，而且使 T 细胞功能受到抑制，中性粒细胞杀菌能力减退，吞噬细胞减少，因而导致人体免疫功能低下，呼吸道易感染疾病（咳嗽、发热扁桃体红肿等）。

（五）肺炎

在机体遭遇缺铁状况时，其免疫防御机制中的关键一环——吞噬细胞，会经历功能衰退。具体而言，缺铁会削弱吞噬细胞内过氧化物酶的活性，这直接降低了它们对病原体的消灭能力。而在肺部炎症的温床中，细菌大肆繁殖，不仅掠夺了体内本就稀缺的游离铁，还进一步减少了铁结合蛋白的供应，削弱了肺部上皮细胞的屏障功能，使得肺部更易受到感染侵袭。这一系列连锁反应，不仅抑制了抗体的生成，还削弱了白细胞的杀菌效能，从而在无形中提高了肺炎的发生概率及病情恶化的风险。

（六）男性不育症

男性生育力与体内的铁含量息息相关。精浆中的铁含量与精子数量之间存在显著关联，适量铁元素对于保障精子的正常生成与发育至关重要。铁作为生殖细胞代谢的关键元素，其缺乏或过剩均可扰乱生殖系统的正常运作。特别是精浆中的转铁蛋白，作为铁离子转运的"搬运工"，其含量直接影响精子的密度与质量。因此，维持体内铁的平衡，对于预防和治疗男性不育症具有不可忽视的作用。

（七）系统性红斑狼疮

系统性红斑狼疮患者的体内铁含量往往低于常人，体现了铁元素在免疫调节中的作用。缺铁不仅削弱了吞噬细胞对抗原的识别与清除能力，还可能在盘状红斑狼疮的发病过程中扮演了推手角色。铁元素的缺失可能干扰了皮肤组织损伤后的修复机制，特别是 DNA 与 RNA 的合成与修复过程，进而促进了红斑狼疮病损的形成与发展。

（八）阿尔茨海默病与老年斑

随着对阿尔茨海默病研究的深入，人们逐渐发现铁元素在老年斑形成中的潜在作用。铁在脑内特定区域的异常聚集，尤其是老年斑周边神经细胞的铁含量显著增加，可能通过调控 β–淀粉样前质蛋白的基因表达，促进了老年斑的形成。这一发现不仅为揭示阿尔茨海默病的发病机制提供了新的线索，也为未来的预防与治疗策略开辟了新的方向。

（九）胆结石

胆汁中的铁离子与糖蛋白的结合，可能孕育出不易被胆汁溶解的微小结晶，成为胆结石形成的温床。这意味着，体内铁元素的过量积累，可能成为胆结石发病的一个潜在风险因素。因此，在关注营养摄入的同时，合理控制铁元素的摄入量，对于预防胆结石的发生具有重要意义。

三、铁补充的食疗原则

（一）补充含铁丰富的食物

一般缺铁者，注意饮食调理，应选用含铁量较高的食物。

（二）供给高蛋白饮食

可助力人体增加对铁元素的摄取，而高蛋白成分更是构成人体血红蛋白不可或缺的重要元素。

（三）纠正不良的饮食习惯

偏食和素食的人要改变其不良饮食习惯，调节机体的铁与其他元素的平衡。

（四）增加维生素 C 的补充

在酸性环境下，特别是胃酸的作用下，食物中的铁元素得以游离，并且能够有效提升铁盐的溶解度，从而有利于促进铁质的吸收和利用。

（五）补充铁强化食品

近年来，我国开始生产铁强化食品，如在酱油中加铁剂等，这对隐性缺铁者是一种较好的食疗方法。孕妇可在食物中加入适量铁来补铁。如瑞典在每 100g 面粉中加入 6.5mg 铁，可使缺铁性贫血的发病率下降。

（六）烹调灶具

随着生活水平提高和工业的发达，人们改变了用铁灶具的传统，铁灶具减少，玻璃灶具、不锈钢灶具增多，这样就大幅减少日常生活中对铁的自然吸收。有人试验证明，应用玻璃灶具烹调细通心面，其含铁量 3mg/100g，而用铁灶具烹调则含铁量高达 87.5mg/100g，世界卫生组织推荐使用铁灶具。

第三节　缺铁性贫血

一、缺铁性贫血概述

缺铁性贫血婴幼儿发病率高，病因为缺铁致血红蛋白减少。缺铁原因：先天不足，后期摄入不足，生长快而补充量不够，铁吸收障碍，铁流失，缺铜，调节利用铁障碍。一般表现为面色苍白，周身无力，头晕眩，耳鸣，肝脾肿大，食欲减退，呕吐腹泻，精神变化，智力下降，心律失常，心脏扩大等。

孕妇应及时补充铁剂以免铁缺乏，中国预防医科院食品所研制了铁强化酱油（NaFeEDTA），也可广泛用于预防缺铁。

二、诊断指标

铁几乎分布于人体所有组织，铁的吸收与排泄平衡为正常状态，排泄途径为尿、汗、发、便，发为一排泄组织。

血清铁，血清铁蛋白，血红蛋白，发铁都从不同方面辅助诊断缺铁。

发铁是排泄铁的一部分。头发是机体代谢系统的一部分，发根周围组织不断供给发根营养素及微量元素，微量元素即可进入发内，发铁是运铁蛋白运送到各组织的一部分，在发杆中被固定下来，可表示在某一时期内体内铁的积累水平。

血红蛋白（铁）与发铁来源不同，不是同一组织来源，血红蛋白是红细胞内的主要成分，主要表示铁的含量多少。血液尤其血清是临床检查的常规项目，血清铁反映检测当时铁的水平，血清铁昼夜有波动，晨起低，为避免饮食等影响，一般固定为早晨进行空腹采血。发铁多用于预防性群体检测，用于观察一段时间内某元素积累水平，可作为流行病学的检测手段，临床已开始认识发检的意义。血红蛋白与血红蛋白铁关系更密切，二者统计学上有一定的正相关性，但不是高度正相关。

由以上可见，发铁与血红蛋白的测定结果虽然都是辅助诊断缺铁的指标，但是其各自代表的实质意义并不完全相同。

三、补铁剂的应用

（一）铁剂主要用于缺铁性贫血

无机铁如硫酸亚铁虽然结构简单、易得，但口服有胃肠刺激产生的副作用，吸收率也低，故也有一些小分子有机络合铁，如枸橼酸铁胺等。此外，铁剂品种也在不断丰富，这些补铁剂在保障安全性的同时，展现了卓越的有效性，铁元素的补充形式因而更加丰富多元。作为新的补铁方式，它们显示出广阔的发展前景和巨大的市场潜力。

（二）补铁口服液纠正儿童缺铁性贫血（及比较）

缺铁性贫血（IDA）治疗策略的核心在于铁剂的补充，旨在提升血红蛋白水平。众多铁剂由于化学结构和生物利用度的不同，对 IDA 的治疗效果存在显著差异。因此，筛选出具有较高吸收利用率的补铁制剂对于 IDA 的治疗具有决定性意义。

在临床研究中，比较不同补铁制剂的疗效是常规做法。研究者通过对比硫酸亚铁、右旋糖酐铁和红桃 K 生血剂等不同制剂对 IDA 患儿的治疗效果，以确定最优治疗方案。在此类研究设计中，患儿根据 IDA 的诊断标准被筛选并随机分配至不同的治疗组，每组接受特定补铁制剂的治疗，剂量和频率根据制剂特性而定。治疗期间，患儿在统一的饮食条件下接受治疗，以确保研究结果的一致性和可比性。此类对照研究能够为评估不同补铁制剂在纠正儿童缺铁性贫血方面的有效性和安全性提供科学依据。研究结果对于指导临床医生选择最适合 IDA 患儿的补铁治疗方案具有重要价值。通过精确的比较和深入的分析，可以为 IDA 患儿制定更加个性化和有效的治疗策略，从而提高治疗效果，促进患儿的健康恢复。

第四章
铜与健康

第一节　铜的体内过程与作用

一、铜在体内的分布和吸收

铜（Cu）是种人体不可或缺的重要元素，它在体内各个器官与组织中均有广泛分布，对维持人体正常生理功能起着至关重要的作用。此外，铜还是一些关键酶类的组成部分，这些酶类在人体内发挥着重要的生理作用。正常人体内的铜含量是 100~150mg，铜存在于身体各个组织和器官的。因此，保持人体内铜元素的平衡与稳定，对于维护人体健康具有十分重要的作用。

含铜酶对人体具有显著的作用，维护着人体的健康状态，确保生命活动的正常进行。因此，铜在人体内的存在和作用具有不可替代的重要性，它是维持人体正常生理功能所必需的微量元素之一。

二、铜的作用

铜是机体内的一种重要成分，参与了机体的造血及机体内的铁代谢过程。在机体中，铜和铁具有协同作用。在铁的吸收、转运及利用方面，铜素对血红蛋白的合成起着重要的作用。铜蓝蛋白是一种具有多项生理活性的酶，具有重要的生理活性，其中一个重要的生理功能就是促进机体贮存的铁元素的转运及食品中铁的有效利用。如果缺少铜蓝蛋白，人体就会降低对铁的利用效率。所以，就算摄取足够的铁质，如果摄取的铜量不够，也会造成铁的吸收率降低，进而阻碍血红蛋白的合成，从而导致红细胞的寿命比正常人的短。

铜在生物体内发挥着至关重要的作用，它是细胞色素、铜蛋白和某些关键酶的重要组成成分。例如，当铜元素缺乏时，酪氨酸酶的合成将会受到严重影响，这直接导致酪氨酸无法顺利转化为多巴。由于这一转化过程的受阻，多巴进一步转化为色素的途径也被阻断。这种铜元素的缺乏状况，特别是在黑色素合成中，往往会导致毛发脱色症的发生。此外，缺乏铜还可能影响机体对阳光照射的耐受性，使机体不能长时间暴露在阳光下。因此，保持适当的铜摄入量对于维持生物体的正常生理功能具有至关重要的作用。

三、缺铜与疾病

经过深入研究发现，铜元素的严重不足以及长期边缘性缺乏，均可能诱发一系列严重的健康问题。特别是对于儿童的生长发育，铜缺乏可能会导致发育不良以及某些地方性疾病，如非洲地区常见的膝外翻症。近期研究表明，饮食中铜的摄入量不足，可能会加速人体衰老过程。具体来说，铜元素的缺乏可能会导致血清胆固醇升高和血凝现象，从而增加冠心病的发病风险。特别是当人体内的铜含量不足时，会引起血液中的激素水平增高，同时也会出现凝血反应，进而增加发生冠状动脉疾病的风险。事实上，在心肌梗死患者中，心脏中的铜元素水平倾向于偏低。此外，铜缺乏也会对包括赖氨酸氧化酶、单胺氧化酶等在内的多种酶的活性产生显著的抑制作用，从而造成心脏组织中弹性蛋白与胶原蛋白的共价交联受损。该疾病可使动脉的弹性下降，使其变得脆弱，因此冠状动脉疾病的发生概率大大提高。

四、铜中毒

铜作为一种重要的微量元素，在人体中具有多种生理功能。然而，铜的过量摄入则可能对健康造成不利影响。特别是某些可溶于水的铜离子，当被人体吸收后，可能引发毒性反应。在非职业暴露的情况下，铜中毒的剂量通常是治疗剂量的 100 倍。例如，硫酸铜的过量摄入——当剂量达到 25~50mg 时，便可能触发铜中毒的症状。

铜中毒可导致一系列生理变化，包括红细胞溶解、血红蛋白水平下降、血清乳酸脱氢酶（LDH）活性增高等。在严重的情况下，铜中毒还可能引起脑部的病理性改变。铜锈，即铜的氧化物，若混入食物中，可能对消化系统造成损害，如引起口腔、食管和胃的腐蚀。因此，在使用铜制炊具时，清除铜锈是预防铜中毒的重要措施。

五、铜的杀菌作用

有研究发现，铜具有显著的杀菌效能。有团队对不锈钢和铜两种门把手进行了详尽的对比研究，结果令人震惊：不锈钢门把手上滋生了大量的病菌，包括革兰氏阳性菌、革兰氏阴性菌、大肠埃希菌和链球菌等。相比，铜门把手上的细菌数量则显著减少。深入研究后发现，只需 7 小时甚至更少的时间，黄铜上的细菌就会被彻底杀死。在抛光后，黄铜的杀菌能力会更加强大，15min 就可以达到"无菌"的效果。因此，有专家预计，在将来的一些公共场所，如医院、商场、车站等，为了最大限度地发挥铜超强的抗菌作用，人们会把它当作建材使用。铜的杀菌效果一被证实，就受到了人们的高度重视。在英国一些地方，人们正在大力提倡铜管管道的应用，这是由于它可以很好地控制水中的病原体，尤其是大肠埃希菌，还可以预防大叶性肺炎。这一发现不仅展示了铜在公共卫生领域的应用潜力，也为其在商业领域的发展开辟了广阔前景。

第二节　铜掺杂生物活性玻璃的生物医学应用

生物活性玻璃由硅网络结构、氧化物和修饰成分组成，是一种生物相容性良好、机械稳定性强的活性材料，其降解释放的离子产物能够在体内外产生响应，发挥特定治疗功能和相关生物医学作用。因此，通过选定活性离子特别是金属离子作为化学组分掺杂硅酸盐玻璃，可适当调整生物活性玻璃的性质，人体生理液中普遍存在的多种金属元素，如锌、镁、钴、铜、锶、锂和硼等，已被添加至生物活性玻璃化学结构中，对于铜掺杂生物活性玻璃而言，暴露于生理环境后，铜离子从中释放，可诱导成骨细胞分化，刺激相关基因表达，在体内外加速血管生成，发挥一定抗菌消炎作用；同时，铜离子的添加也会对生物活性玻璃的结晶度、溶解度、稳定性和形态等要素产生影响。

一、抗菌

在骨或软骨的重建与再生过程中，除了关注材料与骨之间形成良好且牢固的化学键，还要防止定植所引发的细菌感染，减少抗生素的使用，避免二次手术。大多数的微生物感染与生物膜系统的形成有密切关系，甚至出现持久的耐药性，针对性地通过激活群体感应、控制黏附机制和毒性因子的表达，添加特定的元素为材料提供抗菌特性，降低机体对材料的敏感性并限制感染，成为生物活性玻璃研究的关键环节。银是最常用的抗菌剂，锌等无机元素也能够对枯草芽孢杆菌和铜绿假单胞菌菌株产生良好的抗菌活性；而铜掺入生物活性玻璃结构中较为容易，并可在溶解的过程中逐渐释放出来，从而确保其作为抗菌成分的控制释放，具备更优异的长期抗菌性能。同时，降解过程中阳离子的释放可引起局部 pH 升高，保证杀死细菌。

铜离子能通过成骨细胞表型诱导人间充质干细胞的早期分化，促进抗炎性白细胞介素的表达。利用铜掺杂的生物活性玻璃纳米颗粒加速生物膜分散，干扰生物膜形成，有效抑制细菌生长，传统溶胶—凝胶法可掺入较高水平的铜。

二、癌症治疗

为治疗骨肿瘤和骨缺损疾病，临床上术后常采用化学疗法或放射疗法处理残余肿瘤细胞，对患者的副作用不可忽视，理想的生物材料应具有消融肿瘤细胞同时再生骨的能力，但是长期毒性和低降解性限制了这类双功能生物材料的应用，尽管已将生物活性元素（如锶和钴等）掺入生物材料中改善其成骨活性，但鲜有元素诱导的用于肿瘤治疗的功能性活性材料被报道，介孔生物活性玻璃孔体积高、比表面积大，使其成为小分子或药物靶向递送的潜在候选者，对化学组分的微小调整即可引起性能的极大转变，从掺杂元素的生物活性玻璃中释放的离子能够与信号级联或与炎症相关基因转录相互作用。通过 3D 打印技术制造的铜掺杂生物活性玻璃支架，具有独特的光热性能，且产生的光热效应远高于等量铁、锰等元素，与传统纳米级光热剂相比亦具备更好的生物安全性和生物活性，是光热肿瘤治疗和骨再生双重应用的典型代表。

第五章
铬与健康

第一节　铬（Ⅲ）的作用

铬是多价元素，它的不同价态对人体的作用大不相同，三价铬（Ⅲ）是人体必需微量元素，而六价铬则具有致毒及致癌作用。机体在正常状态下不存在六价铬，体内铬（Ⅲ）也不能转化为六价铬。

一、对糖的代谢

Schuarz 与 Mertz（1957）首先观察到葡萄糖耐量因子受损的大鼠，用啤酒酵母可使其恢复。并证明啤酒酵母中含有铬（Ⅲ）化合物，铬（Ⅲ）是 GTF 的活性成分，能增强胰岛素的活性，降低血糖，自此开始研究铬对糖、脂代谢的作用。

据梁荩忠报告，给糖尿病患者补铬（Ⅲ）后，血糖、糖化血红蛋白、甘油三酯明显下降，进一步证明了铬剂有降糖、降脂作用。

至今，大量的动物实验与人群临床实践均已证实：铬（Ⅲ）在机体代谢中扮演着关键角色，是保持动物及人体 GTF、生长及身体正常的必需微量元素。在自然与实验条件下，铬的缺乏均可导致身体组织对胰岛素敏感性的下降，进而造成糖利用转化受阻，引发血糖水平上升。通过补充铬元素，就能够有效改善糖耐受量，增强胰岛素的生物效应。依据胰岛素受体学说，当胰岛素与细胞膜上的胰岛素受体结合后，GTF 与这两者结合形成三元配合物，进而提升细胞通透性，促进血糖进入细胞进行转化，实现降糖目的。这一过程对于糖尿病的治疗与预防具有显著意义。

二、对脂的代谢

Schroeder 和 Balisa 给鼠饮用含铬 5μg/mL 的水，持续 25 天后，观察到血清胆固醇从对照组的 108μg/dL，减低到补铬鼠的 77μg/dL，证明铬有维持正常血清胆固醇浓度的作用。

已有大量实验证明，随着年龄的增加，低铬饮食的大鼠和人群有血清胆固醇增加以及动脉粥样硬化的发生。

铬在促进胆固醇分解与排泄方面发挥重要作用，能有效降低血液中胆固醇和甘油三酯水平，减少这些物质在动脉壁上的沉积，从而有效预防动脉硬化。同时，铬还能抑制脂肪沉积，维护身体健康。这一科学发现为预防心血管疾病提供了重要科学依据。

三、对蛋白的代谢

铬在生物体内起着至关重要的作用，它不仅积极参与并调控酶系统的活动，而且对维持体内蛋白质代谢过程的平衡至关重要。此外，铬还深度参与骨骼生成的生理过程，对血红蛋白的合成及造血过程也具有积极的促进作用。值得一提的是，铬还能有效促进动物的生长发育，增加体重，并增强整体体质，为生物体的健康生长提供有力保障。

四、对核酸的代谢

当铬与 DNA 或染色质一同处于孵化状态时，铬能够激发 DNA 的合成过程。

五、与眼的关系

美国莱恩博士经研究认为，缺铬会导致近视眼，人体内的铬元素含量随着年龄的变化而有所不同，其特点是在出生时期，人体内铬的浓度相对较高。然而，在 10~30 岁，铬的含量会突然降低。在这一关键时期，若未能及时补充铬元素并未重视视力保健，个体将更容易罹患近视。因此，对于青少年和年轻人而言，保持适当的铬摄入和采取视力保护措施至关重要。

缺铬还可促使白内障发生，因为铬能提高眼球晶状体对葡萄糖的利用率。

第二节　缺铬（Ⅲ）疾病的原因及矫正

一、铬（Ⅲ）缺乏的几种疾病

（一）铬与糖尿病

Mertz 等学者研究证明了体内缺铬可引起糖尿病，而补充铬对成人型糖尿病有显著效果。研究认为，糖尿病时胰岛素活性降低，导致糖利用转化减少造成血糖升高，而 GTF 可促进胰岛素分泌增多。但此时 GTF 因受损伤而减少，葡萄糖耐受因子中含有铬（Ⅲ），缺乏铬，GTF 则无法起到增强胰岛素功能的作用，因此，铬有机形式的 GTF 可发挥它在防治糖尿病中的作用。

（二）铬与动脉硬化

在冠心病、脑出血等心脑血管疾病中，血管硬化是显著且关键的病理表现之一，在我国这类病总数超过糖尿病患者。

铬可以增强胆固醇的分解与排泄，减少胆固醇在动脉壁上的沉积及其斑块的形成，因此，可以减少或防止动脉硬化的发生，经过大量科学论证和实践验证发现，在动脉硬化高发区域，人群普遍存在着严重的铬缺乏现象。与此同时，对比健康人群与冠心病患者，可以发现健康人体内的铬元素含量普遍高于冠心病患者。这些科学证据进一步揭示了铬元素在人体健康中发挥重要作用，为防治动脉硬化等疾病提供了科学依据。

此外，补铬还可以使血脂降低，减轻高血脂。

（三）铬与儿童生长发育及青少年近视

某些代谢异常的儿童生长发育迟缓，铬（Ⅲ）能促进其更好地生长。儿童、青少年补充适当的铬可以矫正近视。

二、铬（Ⅲ）缺乏的主要原因

铬（Ⅲ）已被确定为必需微量元素，我国已制定出正常摄入标准成人50μg/日，人体缺铬（Ⅲ）的主要原因是从食物中摄取不足，机体吸收不良，或排泄过多（后二者属少数人的自身因素，不在此讨论）。摄入量不足是指供给的铬不够量。现在人们吃的主要是粮食细加工后的产品，主食谷物经精细加工后，铬等微量元素损失可达40%以上，造成铬损失。

三、矫正缺铬的建议

（一）根本性措施

针对引起缺乏铬的膳食来采取措施，可在一定程度上矫正缺铬。对此，可改善膳食结构，提倡科学应用多样化食品，改进加工方法，合理饮食。

（二）有针对性的强化措施

针对铬元素缺乏的重点人群，以及存在高风险罹患铬缺乏相关疾病的人群，特别是中老年人群和糖尿病易感人群，积极推广并提供富含铬元素的强化食品，以满足他们的营养需求，从而有效预防和控制相关疾病的发生。

第六章
锰与健康

第一节　锰与健康概述

锰是机体的一种必需微量元素，对机体的生理功能具有重要意义。正常情况下，人体内的锰含量约为 10~15mg，其中尤以肾、胰腺和肝脏中的锰含量最为集中。锰在人体内的排泄主要依赖于胆汁、肠道、尿液及汗腺等途径，正常情况下，人体粪便中的锰含量约为 0.04~0.05mg。

一、锰的生理功能

（1）锰在生物体内发挥着至关重要的作用。它不仅是多种酶合成与激活的关键元素，还是一些金属酶的不可或缺的组成部分。在中枢神经系统中，锰参与激素的传递过程，对于维持神经系统的正常功能具有重要意义。同时，锰也能帮助机体对脂质的代谢，从而达到减少肝组织中脂肪沉积的目的。

锰也可以活化多糖聚合酶，此外，锰还具有促进造血功能、促进血液循环的功能。锰还能刺激抗毒素的生成、调节内分泌系统、提高免疫功能，对于维护人体健康具有积极作用。所以，合理摄取适量的锰是保证机体正常的生理机能所必需的。

（2）锰对生物体代谢过程具有显著影响。已有研究表明，在胚胎期或仔鼠体内，当缺锰时，胰腺中胰岛会发生异常，从而引起胰岛功能下降。这种改变会导致葡萄糖耐受下降，最后出现糖尿病的症状。锰参与脂肪代谢，以及硫酸软骨素和蛋白的合成。该蛋白与结缔组织的韧性、硬度和黏多糖的生物合成关系密切，在钙磷代谢中起着关键的调节作用。所以，锰是维护骨骼构造及生殖中心系统正常运转所必需的元素。

在青春期的成长过程中，锰的摄入是非常重要的。另外，在基因信号传导和甲状腺激素分泌等方面也有重要作用。缺锰可导致输精管退化、精液品质下降、性生活不正常，还会引起不育症。

（3）锰对心脏和脑血管都有积极的调节作用，能改善机体的脂质代谢。其作用是促进脂类物质的氧化，进而改善 AS 患者的血脂水平。另外，还可以降低肝中的脂肪沉积，对心血管和脑血管的健康起到一定的保护作用。

研究发现，动脉粥样硬化患者的心肌和主动脉中的锰水平显著降低，这表明锰缺乏是导致心脑血管病变的重要原因，所以，锰缺乏会导致动脉硬化。为了维护心脑血管健康，我们应当重视锰的摄入，确保身体获得足够的锰元素。

（4）锰作为某些酶的激活因子，广泛地参与了许多生命活动。在一定的浓度下，锰可以促进机体内的免疫细胞增生，从而提高机体免疫力。锰可以抑制脂多糖（LPS）引起的金属硫蛋白存活，并促进金属硫蛋白分泌。

根据斯米洛维奇等人的研究，锰可以提高干扰素的分泌，同时锰激活的金属硫蛋白具有吞噬、杀菌、抑菌、溶解肿瘤等生物学作用。此外，在抗肿瘤、抗病毒感染、预防移植排斥和调节自身免疫性疾病中，锰也具有积极的调节作用。

（5）锰是构成抗体和胸腺素不可或缺的微量元素，对确保生物体免疫系统的稳定性具有决定性的影响。同时，锰在超氧化物歧化酶（SOD）的组成中扮演关键角色，这种酶能驱动超氧化阴离子自由基的歧化，从而高效消除自由基，对身体起到保护效果，增强生命活力，进一步延缓衰老进程，为生物体的长寿提供稳固的基础。

（6）锰与其他元素的相互作用关系如下：首先，锰元素对铁的吸收具有显著影响；其次，锰元素在机体内能够调节并优化铜的利用效率。值得注意的是，患有贫血症的患者血液中锰的含量偏低。这一发现对于理解锰、铜、铁等元素在人体内的相互作用及其与健康状况的关系具有重要意义。

二、缺锰引起的疾病

（一）侏儒症

侏儒症的产生往往源于内分泌系统的失调，而这个系统稳定运行的关键在于众多微量元素的平衡参与。锰，作为一种不可或缺的微量元素，它在黏多糖的生成过程中扮演着重要角色，直接影响结缔组织的强度和硫酸软骨素的合成，同时与钙磷代谢等基本生理过程息息相关。一旦锰元素在体内的含量不足，就可能会影响软骨和骨骼的正常发育，阻碍儿童的成长，进而可能导致侏儒症的发生。

（二）贫血

在临床上，锰元素可以刺激红细胞生成素，促进造血功能。在有机体的线粒体中，锰的浓度很高，而且与血红素的生成有很强的相关性。在血红素的分子结构中，含有一种二价的铁正离子锰元素有能力取代这个二价铁离子，从而导致血红蛋白结合氧的能力下降，引发组织缺氧的现象。这样的低氧条件又会反过来刺激红细胞生成素的分泌，从而提高血液的生成。据文献报道，锰可上调基因表达。近年研究发现，贫血症患者血清中的锰含量明显降低，提示其与贫血症密切相关。因此，锰元素的合理摄入和调节，对于维持正常的红细胞生成和造血功能具有不可忽视的重要意义。

（三）支气管哮喘

在生物体中，锰在提高细胞免疫力方面起到了至关重要的作用。根据宋涛等人的研究，在急性哮喘患者中，与正常人群相比，其血中的锰含量显著低于正常人群。缺了这些锰，人的免疫机能就会降低，具体体现在 IFN 的产生降低，以及对巨噬细胞的吞噬作用降低，而且杀死细胞的能力也会下降。所以，如果人体内的锰含量较少，那么人体对细菌、病毒的抵抗力就会下降，很可能会引起呼吸系统的感染，导致哮喘的发生。因此，临床上锰在防治哮喘方面有较好的作用。

（四）帕金森病（震颤性麻痹，PD）

锰是机体所必需的一种微量元素，对延缓机体衰老具有非常关键的作用，是 SOD 的关键成分。在机体中，三价锰表现出较强的氧化性，而二价锰又表现出优异的抗氧化性，可高效地消除过多的活性氧，维持人体的正常功能。部分精神分裂症患者大脑内的过氧化物酶及超氧化物歧化酶（SOD）水平均下降，其中以黑质区下降最为明显。提示人类及动物大脑对锰离子的亲和力很强，而锰离子对大脑的正常运作起着重要的调控作用。此外，锰还参与调控大脑神经传递素。已有研究表明，老年性失智和精神障碍患者机体中的锰水平明显偏低，并与其发病、发展密切相关。洪嘉铭等研究发现帕金森患者血液及毛发中的锰水平显著降低，推测其在 PD 的发生、发展及预后中发挥了关键作用。

（五）对婴幼儿智力的影响

锰、硒等微量元素对于维护人体健康具有重要意义，其缺乏可对不同人群的智力发展产生不良影响。特别地，孕妇若缺乏锰元素，可能会导致其子代出现发育迟缓、智力低下、畸形等严重问题。多项研究指出，锰元素的不足与癫痫发病之间存在一定关联，而通过适当地补充锰，则有望有效防治癫痫。因此，我们应高度重视锰、硒等微量元素的摄入。

（六）与肿瘤的关系

微量元素锰在体内发挥着重要的生理作用。它能有效地将潜在的致癌物质转化为具有极性基团的代谢物，这些代谢物更易于排出体外，从而降低其对人体健康的潜在危害。另外，锰可明显提高肝细胞的排毒及解毒功能，进而预防癌症。人体锰缺乏，环核苷酸调节系统会发生失调，甚至引起肿瘤发生。研究显示，锰含量较高的地区癌症发病率相对较低，而锰含量较低的地区则肿瘤发病率较高。因此，保持适当的锰摄入对于维护人体健康、预防癌症具有重要意义。

三、高锰及其危害

（一）锰对心脑血管病的影响

在大脑皮质、脑干、神经核和内分泌腺体等区域，锰主要在线粒体中富集。在脑内，锰可活化 ATP，调控脑内神经传递素，影响糖脂代谢。但是，过量的锰反而会引起神经元退化和坏死，同时也会引起神经胶质细胞的增殖。另外，锰还可引起脑血管内膜增厚，从而降低大脑的血流。此外，锰还可通过抑制多巴胺生成，来降低人体内的 DA 水平，从而引起血管收缩和血压升高。脑出血、动脉粥样硬化、心肌梗死等患者血清和毛发中的锰水平明显升高。所以，人们认为血清中的锰和镍值可以成为一种明显的心肌梗死标志。此外，锰具有促进脂质氧化、减少脂质，并调节脂质代谢的作用，这对维护人类的身体健康有着重大的现实意义。

（二）锰中毒

（1）急性锰中毒。研究表明，长期接触高锰氧化物可造成健康危害。服用高锰酸钾会引起口腔黏膜的损伤，还会引起胃疼、恶心、呕吐等症状。在严重情况下，还可能引发胃肠黏膜坏死，导致剧烈腹痛、呕吐、便血等症状，甚至危及生命。另外，在空气流通不畅的场所从事焊接工作，会引起咽喉疼痛、咳嗽、呼吸急促等症状，同时还会出现诸如寒战、高热等金属烟热的症状。因此，务必高度重视相关安全防范措施，确保个人健康与安全。

（2）慢性锰中毒。在长期暴露于锰尘环境的工人群体中，较为普遍地存在着神经系统问题。在发病初期，以神经衰弱综合征及自主神经紊乱为主。但是，当疾病发展到后期，就会有帕金森综合征和锥体外束损伤的症状。这一健康状况需引起广泛关注，以确保工人健康与安全。

（3）驱锰治疗。口服喷替酸钙钠、二巯丁二钠等都是临床上常用的治疗方法。对氨基水杨酸钠（PAS）是目前临床上常用的一种抗氧化药物。对于有震颤综合征的病人，可以用左旋多巴、苯海索等进行治疗。在食品中，植物性食品含有较多的锰元素，而动物性食品中含量则相对较少。特别值得一提的是，坚果类食品如核桃、栗子、花生等，以及茶叶和咖啡，都是锰元素的良好来源。此外，谷类、黄豆、水果和蔬菜中也含有一定量的锰元素，对于维持人体健康具有重要作用。

以上信息仅供参考，具体治疗方案需结合患者实际情况由专业医师制定。在日常生活中，我们应注意均衡膳食，适量摄取各类食品，以保障身体健康。

第二节　锰与心血管病

在细胞水平上，对心血管系统的作用是不可忽视的。在体内，各种微量元素都以类似的模式发挥着不同的作用：大部分都是以不同的形式存在于不同的酶或不同的生物活性中心。如果膳食中缺乏微量元素，细胞的活动能力将会下降，从而引起一系列的疾病。

锰在多种生化反应中起着重要作用。

一、动物研究

研究表明，在动物模型中，锰对动物体内胆固醇的生成和血小板的生成起着重要的调节作用。锰在脂肪代谢中扮演着关键角色。在动物实验中发现，锰可抑制家兔动脉内的脂质向血管内的迁移。

缺锰导致小鼠心肌组织中锰超氧化物歧化酶活力降低，而血清中锰水平下降。

二、人体研究

关于锰在人体血清中的存在形式，以及其在不同生理状态下的变化规律，有如下科学论断。锰在人血清中主要以二价体的形态存在。心肌梗死后，心肌内的锰水平降低，从而引起血清中锰的水平增高。另外，锰缺乏也会引起血液中的胆固醇含量下降。

我们前期研究发现，动脉粥样硬化患者心肌、主动脉中锰水平低于正常人群，而血清中锰水平高于健康人群。此外，有心脏疾病的患者尿液中的锰含量也比正常人高。

在腹主动脉瘤及动脉硬化闭塞的病变中，有相当高的锰含量。另外，在不稳定型心绞痛及心肌梗死患者中也发现了血清中的锰含量升高。在冠心病患者中，血清中的锰含量和 LDL- C 之间存在明显的联系。

第三节 锰与糖尿病

锰是一种必需微量元素，在机体中发挥着重要作用。人体若缺了锰，就会引起胎儿发育迟缓、骨骼发育不良、生殖功能异常及神经系统的异常。糖尿病不仅伴随着糖代谢紊乱，还伴随着锰的代谢紊乱。

锰缺乏也会影响血糖生成，减少胰岛素产量，使其与受体之间的联系变得薄弱；引起身体对胰岛素敏感度的降低。所以，缺锰是导致糖尿病的一个重要因素。

两者交互作用可使疾病进一步恶化，并进一步增加锰的损失，从而造成一种恶性循环。研究发现，糖尿病患者血液中的锰含量明显降低，其原因可能是由于机体葡萄糖代谢异常，使尿液中的锰不断流失。高血糖会影响肾脏对锰的再吸收。另外，在糖尿病患者体内，还存在着对锰的吸收与代谢异常的问题。

锰可通过胰岛刺激胰岛素分泌，活化葡萄糖代谢关键酶，例如，丙酮酸羧化酶等。已有研究表明，锰缺乏可造成胰岛功能障碍，胰岛功能受损，胰岛功能下降，胰岛素分泌降低。另外，胰岛中 Mn-SOD 活力降低，使其对氧化应激损伤更为敏感。动物研究表明，大鼠体内锰缺乏可以引发糖尿病。研究表明，锰缺乏可通过抑制胰岛 β-细胞分泌胰岛素，增加胰腺对氧化自由基的敏感性，进而抑制胰岛素的功能。

锰缺乏会导致糖类代谢紊乱。胰岛细胞内的锰超氧歧化酶活力明显低于其他器官，当锰缺乏时，该活力会被削弱，从而引起自由基的损害。

Baly 等还发现，当锰缺乏时，其后代的葡萄糖耐受特性与糖尿病相似。在这种情况下，血清中的胰岛素含量与血糖值并不匹配，而在胰脏中，锰、胰岛素的含量都很少。我们前期研究发现，锰缺乏可影响胰岛素的分泌，提示锰可能参与调控胰岛素生成。

锰缺乏小鼠对葡萄糖的吸收容量随口服或静脉给药而下降。在应对葡萄糖负荷时，这些动物表现出类似糖尿病的反应曲线。然而，通过补充锰元素，可以改变这种糖利用率降低的现象，从而证实锰对于维持正常葡萄糖代谢的重要性。

第七章
硒与健康

第一节　硒与健康概述

硒（Se）是人体必需微量元素中研究最深入的一个。世界卫生组织（WHO）于 1973 年正式认定硒为人体所必需的微量元素之一，这一类别中还包括碘、锌、铜、钼、铬、钴、铁等其他重要元素。这些元素对于维护人体健康发挥着至关重要的作用。

一、硒的存在形式与体内分布

（一）存在形式

硒属半金属，在自然界中的分布不集中，主要以化合物的形式在各种矿物中与硫的化合物共存，硒在地壳中的丰度较低，硒以煤和石油为主，但也有少量存在于海水和土壤中。其化合价涵盖了 −2、+2、+4 和 +6 等多个价态。常见化合物有硒化氢（H_2Se）、氧化硒（SeO）、二氯氧化硒（$SeOCl_2$）、二氧化硒（SeO_2）、亚硒酸钠（Na_2SeO_3）和硒酸钠（Na_2SeO_4）等。

（二）体内分布

硒是一种生命活动所必需的营养物质，它以含硒蛋白的形式赋存于机体中。

身体中含有 14~20μg 的硒，在肝脏、胰腺、肾、心脏、脾和牙釉质中，硒的水平是相当高的。特别是肌肉、肝、血和肾中的硒，占据了总硒量的 61%，若再加上骨骼中的硒，其含量更是高达总硒量的 91.5%。

二、硒的代谢

（一）人体硒总含量及硒的需要

人体硒的摄入量因地区土壤中硒的浓度差异而有所不同。美国国家科学院建议的硒需量为 50~200μg/ 日，按体重计算则为至少 1μg/kg。新西兰民众平均每天摄入硒的量约为 30μg，尽管摄入量较低，但未观察到明显的不良健康症状。芬兰人每日硒摄入量约为 20~30μg，也未出现硒缺乏的症状。

经过深入研究，杨光圻等专家确定了硒的安全摄入量和生理需要量，这一结论得到了世界范围内的广泛认可，并被 FAO、WHO、IAEA 等国际组织采纳。

各国根据自身情况制定了不同的硒营养标准。

（二）硒的摄入吸收与排泄

机体对硒的需求主要来自膳食，膳食中的硒水平与膳食中硒的多少有关系，而膳食中的硒量则受本地土壤的硒水平的影响。多吃动物内脏、鱼类、肉类、米糠、大蒜、洋葱等，以保证硒的正常吸收。

过量的锌会影响机体对硒的摄取，而一些有机小分子的有机官能团对硒的吸收起到了促进作用。机体通过消化道摄入的硒，在血液中主要与 α、β – 球蛋白相结合，进而与蛋白质中的巯基键相结合。

另外，血红细胞中的谷胱甘肽过氧化物酶（GSH–Px）是人体中一种非常重要的硒形态，它既可以通过调控 CoA、CoQ 等生物的生物活性，又可以调节维生素 A、D、E 等营养物质。除此之外，人体摄取硒，能帮助抵抗一些癌症。

体内的硒则以三甲基硒酸盐的形态排出体外。在体内，由肾排出的硒量为 55%~60%。在机体摄取硒量急剧增加（如暴露在硒环境下的劳动者）时，体内硒将以二甲基硒、三甲基硒的方式通过肺排出，导致呼气中有大蒜的味道。

（三）硒代谢模式

微量元素硒的代谢路径主要体现为两个关键步骤。首先，硒酸钠被还原为亚硒酸钠；其次，亚硒酸钠在非酶反应中，进一步转化为硒谷胱甘肽。这构成了硒的主要代谢通路。

在红细胞中，通过谷胱甘肽（GSH）的介导，亚硒酸盐得以被快速摄入并进行代谢。随后，硒元素被转运至血浆，并与血浆蛋白结合。值得一提的是，硒在肝脏的药物代谢过程中发挥着重要作用。当硒缺乏时，会直接影响参与代谢的多种酶活性，如 GSH-Px、谷胱甘肽还原酶、血色素氧化酶及谷胱甘肽硫转移酶等。

三、硒的生理功能

（一）硒在 GSH-Px 的形成中起作用

GSH-Px 是机体中一种主要的抗氧化活性成分，它能够高效地将人体内的过氧化产物（如过氧化物）转变成安全的羟自由基。其核心功能是对亲水过氧化氢进行清除，避免过氧化，起到对细胞的保护作用。GSH-Px 与维生素 E 联用，可形成较强的增效效应，抑制棕色素的形成，从而达到延缓衰老的目的。

（二）合成含硒蛋白质

人体内的硒与蛋白密切结合，构成具有特殊生理作用的蛋白复合物。例如，蛋白质 P 在机体内承担着储存和运输硒的重要职责，确保硒元素的稳定供应和有效利用。

（三）硒在 CoA 和 CoQ 的合成中起重要作用

CoA 是脂酰转移酶的 CoA，它与多种生命活动密切相关，如糖、脂类和蛋白质代谢。CoQ 是清除多余自由基的重要工具，它能够保护细胞免受氧化应激的损害，维护正常的细胞呼吸功能，并对免疫系统起积极的促进作用。这两种辅酶在生命活动中均扮演着不可或缺的角色。

（四）对重金属有解毒作用

硒对多种金属离子有很高的结合能力，其可与体内有害的金属离子（如汞、甲基汞、镉等）发生反应，并通过与铅、砷等元素的密切结合，可实现对其的高效中和。同时，硒还能促进这些金属元素从体内排出，发挥解毒作用。

（五）维持正常心脏组织结构

缺硒会引起心肌病理改变，引起心肌变性、心肌炎等反应。

（六）增强机体免疫功能

硒可明显增加机体产生的免疫反应细胞数量，同时也可明显提高 NK 细胞的活力，从而极大地提高体内抗体的产量。这些作用共同验证了硒在提高人体免疫力方面的积极作用。

（七）减少癌症发病率

硒可减少自发癌的发病率，抑制化学致癌物诱发的肿瘤形成，并对肿瘤细胞有显著的抑制作用，因此对肿瘤的预防和治疗均有显著的效果。同时，硒可调控 DNA 及蛋白的代谢，在维护人类身体健康方面发挥十分关键的作用。

四、硒异常对健康的影响

硒作为一种重要的营养元素，在机体的正常生理机能中发挥着重要作用。如果机体中的硒水平偏低或者偏高，都会引起一系列的负面效应，从而损害人类身体健康。因此，保持适当的硒摄入量对于维护人体健康至关重要。

（一）缺硒对人体的影响

我国部分地区因其表面化学成分的分配不均匀，导致部分地区的居民体内存在着较严重的硒缺乏，因此出现因低硒引起的多种病症。

（1）白肌病。动物硒缺乏时，心肌会发生病变，称为动物白肌病，在我国温带森林草原土系地带曾发现过白肌病。

（2）克山病。克山病是一种以心肌损伤为特征的地方病，发生在中国的一些特殊区域。经过深入的科学研究，现已明确硒缺乏是导致克山病发生的主要原因。

在克山病流行的地区，应着力改善当地饮水条件，确保水源的安全性和适宜性。同时，合理调节饮食结构，增加富含硒元素的食物摄入，以提高居民体内硒的含量，从而降低克山病的发生率。

值得一提的是，通过服用亚硒酸钠，可以显著预防克山病的发生。这一科学发现为防治克山病提供了新的有效方法。我们必须广泛宣传这一预防方法，提高公众对克山病的认识和防范意识，共同维护人民群众的健康和安全。

（3）白内障。科学研究表明，人体眼内硒的含量相对较高，特别是视网膜部分，其硒含量高达 7μg。这一事实充分说明了硒元素对于视觉器官的结构和功能具有不可忽视的影响。若人体长期缺乏硒元素，将会导致 GSH-Px 的减少，进而使晶状体受到过氧化物酶的损害，从而可能诱发白内障。

（4）癌症。有研究显示，自由基特别是氧自由基，在肿瘤发生发展的多个阶段都扮演着关键角色。在肿瘤发生发展过程中，游离基也发挥重要的作用。此外，硒和它的复合物还可以抑制自由基的累积，从而有效地预防肿瘤。深入研究发现，硒对癌细胞既能促进其分化又能抑制其增殖，因此，硒作为抗癌药物有潜在的开发利用价值。

（二）高硒对人体的影响

高硒就是身体里的硒超过了身体的需要。在一般人群中，高硒血症并不常见，只有部分区域存在，例如，湖北恩施县，因当地水土中硒含量过高，导致食物中硒元素超标，从而引发中毒现象。此外，人为补充硒元素时，过量摄入亦可能引发高硒中毒。

硒中毒的症状包括头疼、指甲易碎、皮肤疾病；浮肿、不孕、肾功能失调，以及失去气味等。如果气息有大蒜的味道，也可能是硒中毒的表现。另外，高硒水平的饮用水可能引起头发变得干燥、易断；这种情况也可能会发生在眉毛、胡子、阴毛和腋下。还会引发肢体麻木、抽搐、偏瘫等，严重者可危及生命。因此，我们必须重视硒元素的适量摄入问题，避免摄入过量导致中毒。对于从事相关行业的工人，更应做好防护措施，降低硒中毒的风险。同时，对于疑似硒中毒的患者，应及时就医并采取有效的治疗措施，以避免病情加重。

五、硒缺乏与预防

补硒对于维护人体健康具有重要意义。为了确保补硒的科学性和有效性，需要遵循以下主要途径：

首先，要积极调整饮食结构，增加富硒食物的摄入。这些食物富含硒元素，有助于满足人体对硒的基本需求。

其次，要定时定量地口服有机硒制品。大量实践证明，适量服用有机硒或与其他相关药物（如维生素 E、碘等）联合使用，对预防和治疗因硒缺乏引起的疾病具有显著效果。

最后，为了维护身体健康，我们应当避免吸烟。还应该指出，补充的硒不一定是越多越好。人体摄取过多的硒会使人体内的硒含量增加，从而出现硒中毒的症状。因此，补硒应遵循科学、合理的原则，确保补硒量适中。同时，加强宣传教育，提高公众对补硒重要性的认识，促进健康生活方式的形成。

第二节　硒的应用研究

大量研究表明，硒对肿瘤（如肺癌、肠癌、前列腺癌、肝癌等）有明显的抗肿瘤效应。另外，对于心脏病、老年性疾病等也有一定的疗效。硒的生物活性与其作用机理密切相关，其药理、生理及生化作用备受重视，是当前的研究热点。

一、硒的生化和分子生物学特征

大量的国际和国内的研究数据显示：硒在防治克山病、某些癌症和抗老化等领域的应用中发挥越来越大的作用。在蛋白中，硒甲硫氨酸替代甲硫氨酸，硒半胱氨酸只在蛋白上有特殊的位置起着特殊的作用。另外，硒是人体必需的微量元素，其最重要的生理作用是合成 GSH-Px。该酶可将还原性谷胱甘肽（GSH）转变成氧化谷胱甘肽（GSSG），并将有害的过氧化物转变成对人体无害的羟化物。这一化学反应过程可表示为：

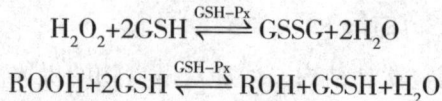

$$H_2O_2+2GSH \xrightleftharpoons{GSH-Px} GSSG+2H_2O$$
$$ROOH+2GSH \xrightleftharpoons{GSH-Px} ROH+GSSH+H_2O$$

在线粒体、微粒体和溶酶体等细胞器上，该机制发挥了重要的调控作用。在人体内，硒和维生素 E 都是具有良好抗氧化功能的物质。

二、硒的免疫学研究

近年来，硒在免疫学领域的研究逐渐受到广泛关注。大量研究表明，人体内的硒含量在最低限度以下，将会对人体的免疫系统产生不良影响。反之，适量摄取硒可以有效地增强身体的免疫力，并在营养水平上起到增强免疫的作用。

在机体的免疫反应过程中，硒对机体的非特异性免疫、细胞免疫和体液免疫都有很大的影响。从非特异性的角度来看，硒对机体的抗菌活性有一定的调节作用。Wurgastuti 等人在妊娠期间研究表明，低硒可使机体的巨噬细胞功能受到严重的抑制，而补充硒却能增强其对机体的杀伤作用。另外，班德纳克等在动物身上进行的试验也证明，每日补硒 5.57mg，可使全血白细胞计数、硝基蓝四氮唑阳性细胞数目和吞噬细胞数均显著升高。尽管硒影响吞噬细胞功能的具体机制尚待进一步证明，但这些研究为硒在免疫调节中的作用提供了有力证据。

此外还发现，硒可促进小鼠脾脏中的免疫球蛋白分泌，并可促进小鼠脾脏中的淋巴细胞的吞噬与杀灭，还可促进小鼠脾脏中黏附的抗原呈递。T 细胞、NK 细胞和 K 细胞都是机体特有的细胞免疫系统。Roy 等对老龄大鼠进行了 210mg/kg 硒的干预，8 个星期后，老龄大鼠的抗肿瘤作用明显增强，与正常对照组相当。在此基础上，进一步探讨了硒对 NK 细胞功能的调控机理，发现硒可以通过活化 NK 细胞与靶细胞的特定结构，增强二者之间的交互作用，进而增强 NK 细胞的抗肿瘤效应。另外，在体外实验中，硒可以增强

IFN-γ 诱导的 NK 细胞生长效应。

综上所述，硒在机体免疫系统中发挥着重要作用，适量摄入硒对于维护和提高机体免疫力具有重要意义。未来的研究还需进一步探讨硒在免疫调节中的具体机制，为硒的合理应用提供更为科学的依据。

近年来，我国科研人员在硒与免疫关系的研究领域进行了深入探索，特别是在硒与艾滋病（AIDS）关联性的研究方面取得了重要进展。已有研究成果显示，艾滋病患者往往因免疫力低下而罹患各类疾病，其血清硒水平普遍偏低。鉴于 AIDS 与人体低硒状态均可导致免疫功能下降，科学推断，体内硒元素含量不足可能会增加 AIDS 患者的死亡率。这一发现对于我国艾滋病的防治工作具有重要的指导意义，也为今后深入研究硒与免疫的关系提供了新的思路。

三、硒的肿瘤学研究

据世界卫生组织权威分析，人体硒元素的摄入量与癌症死亡率之间存在显著的负相关关系。研究显示，体内硒元素含量较低的人群，其肿瘤发生率显著高于硒元素含量较高的人群。临床观察发现，癌症患者的血硒含量普遍低于健康人群，而且随着病情的恶化，血硒含量呈现进一步下降的趋势。

据 Combs 综合超过 100 项研究资料的分析，有 2/3 的研究结果显示，提高硒元素的摄入量能够降低肿瘤发病率，其中更有半数以上的研究结果显示，发病率下降幅度达到甚至超过 50%。

综上所述，硒元素的摄入量与癌症发生风险密切相关，适当增加硒的摄入量对于预防和治疗癌症具有积极意义。因此，广大民众应当关注自身的硒营养状况，通过合理饮食和补充硒剂等方式，确保体内硒元素的充足摄入，以维护自身健康。

研究表明，血液中的硒含量与胃癌、肠癌和口腔癌等肿瘤相关。有关补充硒减少肿瘤发生的机制大致如下：

（1）消除游离基效应。在人体内，由于其自身的新陈代谢，会生成许多的自由基，这些自由基又会引起生物膜的过氧化，造成细胞内的各种损伤，导致肿瘤的发生。谷胱甘肽过氧化物酶是一种广泛存在于多种器官中的富硒酶。它的有效成分是硒，可以将细胞中有害的过氧化物分解成无害的羟化物，并将还原的 GSH 转变成氧化态。在此基础上，其保护细胞膜及细胞器的结构和功能。所以，硒的抗癌功能和它的抗氧化功能有很大关系。

（2）干预癌症的新陈代谢。硒可显著抑制致癌物质的产生，并提高其降解中间代谢物的能力。同时，还可影响机体的新陈代谢，降低致癌物质对 DNA 的破坏作用；抑制肿瘤细胞的生长，调控其下游信号通路，从而起到抑制肿瘤生长的作用。

（3）调整人体的免疫力。在癌症的发病过程中，机体的免疫力降低是一个非常关键的原因，而抑制肿瘤的免疫反应则是以细胞免疫为主的。增强人体的免疫力是防治癌症的关键。研究发现，硒对机体免疫功能有重要的调节作用，包括非特异性免疫、体液免疫和细胞免疫。研究表明，硒通过调控机体免疫系统来发挥抗肿瘤作用。

（4）对新血管形成的抑制作用。在肿瘤和增殖性病灶内，硒能使微血管减少。其机制与其对内皮细胞分泌的 MMPs 及 VEGF 等促进血管新生因子的调节有关。硒在机体摄取量超过某种程度后，可抑制乳腺肿瘤新生血管的形成。补充硒（例如：富硒大蒜、亚硒酸钠等）能显著减少乳腺癌的微血管密度。研究发现，在动物模型中，通过阻断肿瘤新生的方式，可以有效降低肿瘤细胞中的肿瘤新生，从而提高机体的抗肿瘤能力。

四、硒对心血管系统的作用

研究表明，人体内的硒含量与机体的结构和功能以及疾病的发病有重要的关系。人体中的硒缺乏会引起周围组织的局部供血不足，从而引起心脑血管疾病。我国心脑血管疾病发病率存在显著的地域分布特征，且与人体内的硒水平存在着显著的关联。

硒作为 GSH-Px 的核心组成部分，具有清除细胞内过氧化脂质、维持细胞膜结构稳定的功能。在人体内，硒可转变成硒酵素，可将累积于受损的血管壁上的胆固醇清除，维持血管的畅通。

低硒会引起心肌细胞的脂类过氧化及能量代谢异常，从而引起心肌纤维坏死、心肌微动脉及微血管的损害。这也是克山病患者易发生局灶性坏死的主要因素。已有研究证实，硒可减轻血管内皮的过氧化应激，降低血管内皮蛋白（ET）的分泌，进而发挥抗 AS 效应。

对高血压患者，补硒能增加血清硒含量，提高血清 SOD 和 NO 含量；GSH-Px 可降低体内镉和 MDA 含量，减少脂质过氧化损害，对 VEC 具有一定的保护作用。

补硒联合维生素 E 能明显降低冠心病患者的急性发作风险，并对缺血的心脏起到一定的保护作用；AMI 后，可明显增加红细胞的变形性，增加缺血区血供，缩小梗死范围。

第三节　硒与地方病

自 1957 年 Schwarz 首先发现硒对鸡的渗出性素质病有预防作用，以及 1973 年 Rotruck 等发现硒是谷胱甘肽过氧化酶的重要活性成分以来，硒的生物学功能研究取得了迅速进展，确认了硒是动物和人类的必需营养元素。在世界上首先把硒与人类健康联系起来，始于我国地方病的研究。

一、硒与克山病（KBD）

在硒与克山病关系研究的启示下，黑龙江省首先于 1974 年在林口县进行了补硒防治 KBD 实验观察，当时虽然产生了良好的效果，但实验没设对照组，研究资料没有公开发表。1979 年，甘肃省最先公开报道了补硒对 244 例 KBD 患者的防治实验结果，从此在 KBD 防治研究领域内掀起了硒热。围绕硒干扰硫代谢，硒与磷脂，硒与膜结物、膜功能，硒与软骨形态、软骨代谢及功能，硒与自由基等多方位的研究，提示了 KBD 存在着与低硒有关的一系列组织损伤性改变。虽然并未证实缺硒是 KBD 的病因，但是已有诸多的研究结果证实缺硒是 KBD 的重要混杂因素之一。

二、硒与碘缺乏病（IDD）

1984 年，Katsuaki 等报道甲亢患者血浆硒明显降低。1987 年，Beckett 等人发表研究指出，和 5'- 脱碘酶是含硒酶，当硒元素缺乏时，其活性会受到抑制。同年，Goyens 等率先发现低硒是导致黏液性水肿性疾病的一个主要原因。

20 世纪 80 年代初，我国在克山病的研究中已发现，在低硒病区克山病和 KBD 病人都有 T_4 升高、T_3 降低现象，而这些病区同时都是 IDD 病区。1986 年，科研人员在克山病区采集粮食样本，用以饲养实验大鼠。经过细致观察与研究，他们发现这些大鼠的肝 5'- 脱碘酶活性显著降低。经过深入分析，科研人员认为这一现象不仅与甲状腺功能的改变密切相关，还与饲料中硒元素的缺乏存在直接联系。在山西省进行的另一项调查中，科研人员对比了 IDD 病村与非病村的饮水中的碘含量。结果显示，两者间并无显著差异。然而，在非病村中，硒元素的含量却显著偏高。这一发现进一步证实了硒元素与 IDD 病之间可能存在重要关系。这些研究都证明，缺硒可降低碘的吸收和有机化，和 5'- 脱碘酶活性，从而导致动物和人类的正常代谢、体能和智能发育异常。

第四节　硒与病毒

一、硒缺乏与艾滋病

通过对 HIV 感染者血液中的硒水平进行进一步的分析，结果显示，HIV 感染者血清中的硒水平有显著降低趋势。例如，Baum 等人在美国佛罗里达州迈阿密市所做的一项观察性研究，通过 125 位 HIV 感染者的用药，发现血液中的硒水平降低与死亡风险增加有关。

艾滋病的多种临床症状都和缺硒有密切的关系。研究表明，HIV 感染导致成年和儿童死亡后，CD4 T 淋巴细胞数量明显减少，血清中的硒含量显著降低。这一发现并不是巧合，而是机体内的一种相互影响，即机体内的硒水平减少会引起 CD4 T 淋巴细胞数量减少。由于硒是机体内的一种必需微量元素，所以需要及时补充。

由于硒是机体脱碘酶催化血清甲状腺素（T4）向血清三碘甲状腺原氨酸（T3）转变所必需的，因此，HIV 感染者体内 T3 含量较低与硒缺乏有一定的相关性。

二、硒与抗病毒

硒与病毒感染有关，比如艾滋病、肝炎等患者体内缺硒，补硒可以抑制病毒。人体肝脏含硒丰富，慢性乙肝、丙肝患者血清硒均显著低于正常人，补硒治疗肝脏疾病，多与增强机体免疫力相关。适量的硒是必需的，以保持机体正常的免疫机能。补硒还能增强抗氧化酶活性，增强清除自由基的能力，减少肝细胞损伤。

第八章
碘与健康

第一节　碘的特征

碘（I）是人体所必需的重要微量元素之一，它在甲状腺激素的合成与功能的发挥中扮演着不可或缺的角色。甲状腺激素是人体调节新陈代谢和生长发育的重要激素之一，其生化功能的正常发挥离不开碘元素的参与。碘元素通过影响甲状腺激素的合成与分泌，能够调节人体内众多物质的代谢过程，对维持人体的正常生理功能具有至关重要的作用。同时，碘元素的缺乏或过量均会对人体健康产生不良影响。在全球很多地方，碘缺乏或过度使用都与甲肿性疾病有很大关系。因此，合理摄入碘元素对于维护人体健康具有重要意义。

本节内容将对碘元素的相关知识进行简要介绍，包括碘元素在人体内的代谢过程、碘元素缺乏与过量的危害，以及如何合理摄入碘元素等。通过本节内容的学习，读者将会更加深入地了解碘元素在人体健康中发挥的重要作用，以及明白如何科学合理地摄入碘元素，为维护自身健康提供有力保障。

一、碘的性质

碘的密度为 4.93g/cm，其熔点为 659.5℃，沸点为 730.35℃。值得一提的是，在室温条件下，碘能够缓慢地升华，而当温度升高时，这种升华现象将变得更为明显。

从化学性能上看，它不易溶于水，但是它在乙醇和氯仿中很容易溶解。

二、碘的存在

（1）碘的来源。碘的主要来源包括海水等，也来自火山喷发、矿物质和植被的焚烧。它存在的地理位置十分复杂，包括岩石圈、水圈、大气圈和生物圈。

（2）碘在自然界中的存在。天然碘主要是以络合物的形式存于水中，并能随水迁移分配。从海拔的特点来看，内陆山区相对容易出现碘缺乏的情况。而在沿海低洼地区，碘的积累较多。

（3）碘在人体中的存在。碘经过严谨的科学研究，人体内的碘含量大约为 15 ~ 35mg。人体内的碘 80% 在甲状腺中，其他分布在血液、肌肉、肝、睾丸等组织中。

三、碘的吸收、排泄

饮食中碘须先还原成碘离子，然后于消化道吸收。经肠上皮细胞进入血液循环，一部分由甲状腺摄取，另一部分由肾排出。碘主要从尿液中排泄，还通过粪、汗液、毛发排泄。

第二节　碘与疾病

一、碘与甲状腺肿

（一）"U" 字形规律

通过对碘与甲状腺肿病的相关性研究，结果表明：碘对甲状腺肿患病率的影响呈现出明显的双阶段特点，即有明确的上下限阈值。在人体摄取碘量小于最低限度时，可诱发低碘甲状腺肿。只有在最高和最低限度之间，也就是所谓"安全范围"内，才有可能发生零星的甲状腺肿。人体摄取的碘含量如果超出了人体的最高限度，就有可能诱发高碘甲状腺肿。

在机体正常的情况下，体内排出的碘量基本上可以反映出体内的碘含量。对水碘、尿碘和甲肿率进行了流行病学调查，发现碘对甲状腺肿有双向作用。特别地，在水中碘含量小于 5μg/L 时，随着摄碘量的降低，其发病率会随之升高。但当水中碘含量大于 200μg/L 时，其发病率将随碘摄入量的增大而升高。

（二）低碘甲状腺肿（碘缺乏病）

低碘型甲状腺肿是一种常见的病，患有此病的临床表现有甲状腺肿大、呼吸困难、声音沙哑等。严重影响患者劳动能力，甚至引发心慌气短等并发症。其主要原因在于地理环境因素，导致部分地区食物碘含量不足，长期摄碘不足会引起甲状腺肿。该病在全球地处偏远、经济欠发达地区尤为严重，如安第斯山、喜马拉雅山等地。

甲状腺机能调节系统通过调节血液中的甲状腺激素水平，促使腺垂体分泌 TSH，进而调节甲状腺的合成和分泌功能。然而，当碘摄入不足时，甲状腺激素水平会下降，TSH 持续作用于甲状腺，导致腺细胞增生和肿大。

因此，为了预防和治疗低碘甲状腺肿，需要重视碘的摄入和补充，同时关注其他微量元素的影响，并采取综合措施维护甲状腺健康。

（三）高碘甲状腺肿

高碘血症是导致甲状腺肿大的重要因素。

虽然其确切的致病机理仍不清楚，但其可能与 Woiff-Chaikoff 效应密切相关。无论是正常的或各种类型的甲状腺疾病的患者，当食用过量的碘或有机碘时，都会阻止碘离子向甲状腺细胞内转移，即碘的阻滞。另外，在人体内，碘对人体内的甲状腺激素也有一定的抑制效应。

二、碘与地方性克汀病

在缺碘地区，胎儿期缺碘可诱发地方性克汀病（简称地克病）。临床上主要表现有智力发育迟缓、耳聋、运动功能障碍、身体发育迟缓等。同时也会出现眼外肌瘫痪等症状。在神经性疾病中，表现为高钙化率、脑沟池增宽及脑室增大等多种脑功能异常，也可引起智力发展迟滞。此外，还可引起骨的发育异常，甚至出现多个关节的异常，例如：X 型和 O 型的膝关节，耳朵也受到了很大的损伤。

目前，人们普遍认为，甲状腺激素对骨骼、性别等身体发育具有重要影响。

已有多项研究表明，甲状腺素对大脑的作用存在时效效应。在某些时期，由于甲状腺机能下降，导致大脑的发展滞后。如果延误了这段时间，再用甲状腺素治疗，也不能有效改善大脑的发育。所以，这个限制时期叫作大脑发展的关键时期。大脑的发展有严密的秩序与协调性。在这一进程中，甲状腺素起到"计时钟"的作用，它结束神经元的增生，并促进细胞的分化。在胚胎发育的关键时期，甲状腺素可刺激神经元的分化与迁移、神经微管的发育、轴突的延长、神经元的轴突鞘化、神经介质合成（包括神经介质合成酶的合成、酶活性、媒介受体等），特别是神经递质（胆碱能、肾上腺素、GABA）的形成等。关键时期，对甲状腺素敏感性神经元迁移过程中，因甲状腺素缺乏，会导致其膜受体蛋白的表达下降。这种现象会引起不同类型的神经元发育不协调，神经元间的时序联系也会出现紊乱，从而造成神经元连接障碍或神经元空白。在关键时期，由于缺乏甲状腺素，将会造成无法逆转的大脑损害。

低碘所致的甲减是地克病的根本病理基础。在胎儿和婴儿各阶段的甲减与地克病的发病相关。因此，对于碘缺乏病区的人群，特别是孕妇和婴幼儿，应重视碘的摄入量，以预防地克病的发生。

（1）胎儿甲状腺功能减退症。胎儿甲状腺功能减退症是导致地克病脑发育迟缓的核心机制。首先，在重度缺碘区，在堕胎后的胚胎中可以检测到甲减，是在怀孕第四个月时，比甲状腺肿大更早发生；其次，在重度缺碘区域新生儿甲减比例明显升高。低碘所致的胚胎期甲减是造成新生儿大脑发育迟滞的重要因素。

（2）母亲甲状腺功能减退症。在缺碘区，孕妇的甲减更多见。母体的甲状腺机能对胚胎大脑的发展起着关键作用，特别是孕早期三个月。与胎儿甲减相比，母体甲减虽不一定是其主要病因，但其发生机理与下列因素有关：母体甲减在胎儿未发育成熟之前，可引起胎儿 T3、T4 水平降低。

（3）新生儿甲减：出生后 2 岁以下是脑发育关键时期，甲减严重地干扰了小脑发育、髓鞘化、胶质细胞增殖和神经连接。

一过性甲状腺功能减退症与亚临床甲状腺功能减退症：这两种甲状腺功能减退症在缺碘地区均有发现。尤其是 TSH 轻度升高的情况，可能会影响脑组织并引发器质性甲状腺功能减退症，进而在一定程度上影响脑发育或脑功能。

三、碘与亚临床型克汀病

亚临床型克汀病（简称亚克汀）是一种由碘缺乏导致的轻度克汀病表现形式。虽然这些患者不符合典型克汀病的诊断标准，但他们的健康状况存在明显异常，而且发病率显著高于典型克汀病，对人口素质和社会经济发展产生不良影响。孕妇碘摄入不足是亚克汀病的重要诱因。

亚克汀的主要症状有以下几种：第一种是以计算能力下降、记忆力下降（尤其是长期记忆）、缺乏抽象思考能力和注意力不集中的轻微智能障碍；认知、领悟力下降，有些病人还会出现情绪问题。第二种是轻微的神经系统损害，主要症状是心理和运动功能的异常，反应迟钝，运动容易疲劳；准确度不高，听力轻微受损等。其临床表现为：①巴宾斯基（Barbinski）反射亢进（腱反射亢进）；② EEG 表现为慢波增加；③听、视觉诱发电位（vitro）。第三种是激素依赖型甲减，其临床症状为：身高、体重及头围较健康对照组偏低，骨骼生长缓慢，骺板闭合不全。针对亚克汀疾病发病范围广、危害大、防治困难等特点，应积极开展防治工作，以改善我国人民的健康状况。

四、碘致甲亢

碘源性甲状腺功能亢进（IIH）是一种类似于格雷夫斯氏病的典型特征，但是，与格雷夫斯氏症不同，在碘性甲状腺疾病中，眼球突出的情况很少见。虽然有明显的心血管疾病的临床表现，但是其血清中的甲状腺抗体却是阴性。

甲状腺功能亢进症根据摄碘率可分为三种情况。首先，单次或多次高浓度的碘化物，例如：口服碘化物或对比剂。其次，在高碘人群中，以高水平的摄碘者居多。

虽然对其发生机理尚有争论，但是存在一些可能性的假定。首先，缺碘会引起甲状腺素的减少，从而引起 TSH 过量的补偿。在补碘的过程中，在 TSH 的作用下，会导致甲状腺激素的大量释放，引起甲亢。其次，由于长期缺乏碘，会引起甲状腺的自发性功能结节的产生。

第三节　碘异常的防治

一、碘缺乏病的防治

目前，由于我国尚不能从根本上解决生态系统的碘缺乏问题，因此，IDD 也不可能像天花那样，在世界范围内被消灭。所以，为了保证人们的身体健康，我们需要在很长一段时间内继续实施碘缺乏的防治措施。

食盐加碘是预防碘缺乏病的关键措施，既简单易行又行之有效。为确保碘盐的有效性和安全性，在包装、储存、运输及食用过程中，必须严格保持碘盐干燥，包装必须严密不透气，并需防晒、存放在阴凉处。

另外一种可以用来补碘的方法就是碘油注入和服用。碘油具有长效性、成本低、使用方便等特点；适用于地处偏远、交通不便、土壤盐害严重的地方。服用碘油的方式简单、容易被大众所认可，而且它的控制作用也是非常明显的，它的供碘效率通常可以持续一年半。

在碘盐含量监控方面，需要对其计量精度进行全方位的检查，对产品的包装、成品检验等进行严密检查，保证其在储存期间的稳定。并在各零售网点和家庭中抽检食盐，使碘的流失率降到最低。

碘缺乏病的治疗可通过如下方式：

（1）经常食用碘盐及海产品。

（2）口服碘剂：碘化钾 10~15mg/d 或复方碘液 2~3 滴 /d。

二、碘过多病的防治

我国高碘的发病原因十分清楚，要想防治高碘的摄取，就需要对其进行合理的限定。如果碘摄入超标，必须及时采取相应的预防和控制措施，以降低碘的摄入量，保证人群的健康。在非高碘病区但碘摄入量高的地方，也要注意碘摄入量是否合理，以免发生高碘血症。

对人体进行碘营养补充是一项长期、日常、基本的工作。在我国，由于社会的发展，人民群众的生活质量不断改善，如果我们注意饮食结构，那么由于不适当摄入碘而引起的各种疾病是可以避免的。因此，我们必须坚持科学补碘，确保健康。

第四节　碘硒共同缺乏的危害与预防

人体若缺乏碘元素，将罹患碘缺乏症（iodine deficiency disorders，IDD）。同样，硒元素的不足亦可能诱发癌症、心脑血管病、克山病等一系列健康问题。值得注意的是，在已知存在碘缺乏的地区，如果同时存在硒元素不足的情况，将使 IDD 的症状更为严重。我们必须对此给予高度关注，并采取相应措施预防和治疗这些由微量元素缺乏引发的疾病。

一、碘、硒缺乏的危害

碘是人类的"智力元素"，它的不足会对人类的智能发育产生不良的影响，尤其是在生长发育过程中，碘的摄入不足甚至会造成终身的精神障碍。

硒可以有效地降低各种化学物质引起的癌症，如动物自发癌和移植瘤。低硒不但会致癌，而且会引起一系列的疾病。根据 25 个国家开展的一项研究表明，在美国，在高硒地区，患心脏疾病的概率要低于低硒地区 67%。在芬兰的东部地区，由于其所含的硒元素较少，由冠状动脉疾病及动脉粥样硬化导致的死亡人数是全球最高的。哈尔滨医学院杨建伯等人前期研究表明，在低硒地区，大骨节病的发生率比克山病要高得多。

美国罗维特学院的试验表明，如果人体的硒和碘都缺乏，那么甲状腺激素就会下降得更加厉害，从而引起更加糟糕的甲状腺肿大。同时缺碘、低硒的区域，IDD 的发生率及疾病严重程度呈上升趋势，而单独应用碘、碘油补充碘疗效不佳。硒对机体的正常代谢至关重要，而低硒则会引起机体的代谢紊乱，从而加剧碘缺乏的危害。如果体内既缺硒又缺碘，就会导致体内的甲状腺激素大幅度下降，垂体生长激素的分泌也会下降，这会对胎儿及婴儿的脑部发展造成不良的影响；甚至会引起侏儒和阿尔茨海默病。

二、IDD 的预防

补充碘是一个需要长期持续的过程。尽管 IDD 已基本消除，但人们仍然需要持续不断地补充碘。由于机体的碘储存容量非常有限，只有每天都补充，才能维持正常生理功能。

防治椎间盘退变的重要措施为长期食用碘盐。由于碘具有很强的活性和不稳定性，所以在食用时要格外小心。第一，在阴凉的地方保存，新购买的食盐要放在彩色的玻璃箱或瓷器罐中。使用后需紧密封闭，随用随购，不宜长时间存储。第二，要防止高温，烹饪时应尽量在菜肴即将出锅时添加盐，避免在爆锅或半熟时加盐。第三，不能与酸性材料直接接触，因为它与酸性材料发生反应，会快速地分解、挥发，所以如果在烹调过程中加入醋或者做一些酸性食品，那么碘的吸收效率就会降低到 20% 左右。

另外，多吃一些富含碘元素的食物也能起到防治 IDD 的作用。其中，以紫菜、海带等水产品中的含碘量最高。在补充碘的重点人群中，还可以通过口服碘油和在需要时进行应急处理预防碘缺乏病。

第九章
钒与健康

第一节　钒的性质与生物学作用

钒（V）类物质具有良好的抗肿瘤作用，但其作用机制尚不清楚。因此，开展其体内生物学特性的相关研究，对于阐明其生物学作用机理，开发新型、安全的医用钒类药物具有重要意义。此外，对其毒性机理和预防方法的研究也是十分必要的。目前，该方面的研究已成为国际上的一个热门的研究方向。

一、钒的理化性质

钒是一种银白色的金属，虽然它在一定的温度范围内表现出一定的塑性和弹性，但却是一种很差的导电材料。

钒以钒—氧键为主，价态氧原子包围着它，与各种配位体结合。五氧化二钒、三氧化二钒、偏钒酸铵、三氯化钒等都是常用的钒酸盐。结果表明，5价V对金属离子有较好的氧化性，而其他价态V对金属离子均表现出较好的还原性。另外，含钒酸盐的溶解性不佳，尤其是氯化钒、氯氧化钒的沸点都偏低。钒也可以和有机物进行化学反应，产生一些不太稳定的金属有机化合物。钒的色泽也是多种多样的，5价的钒酸盐一般为棕色或红色，4价的钒酸盐为蓝色，3价的钒酸盐为紫色。

钒的手性中心是正四面体、八面体、三角双锥、五棱锥等。由于各种价态钒的氧化还原电势的差异，使它们可以以各种形态存在于体内。尽管5价钒并非单一酶的主体，但是它也是某些过氧化物酶的必要辅酶，因而其对动物机体的新陈代谢具有非常关键的意义。同时，它能与氮和硫等元素生成很好的配位作用，也能与氨氧基、羟基和咪唑基结合；硝基，氰基与其他化合物发生反应，能生成不稳定的络合物。

二、钒的环境来源及接触源

在富钒矿和铁氧化物较为集中的地区，其土壤中的钒量较高。土壤中的钒不是自由态，而是一种以三价态为主的难溶盐。

而在海水中，钒含量为 $0.2~29\mu g/L$。在水体中，V 多以 5 价钒酸盐形态赋存，并基本完全溶解于水。在微生物的催化下，能将土壤、岩层中的 V 溶于水中，并使 V 的价态发生变化，从 3 价变为 5 价。

从世界各地来看，各区域的水中钒含量变化很大，$0~0.22mg/L$ 不等。造成这些差别一方面是由于工业污水的排放；另一方面是由于其所处的地域。甚至在人类居住较少的地方，也存在着钒。比如，在南极等已被认可的清洁地区，大气中的钒含量在 $0.001~0.002\mu m/m^3$ 左右。然而，与南极相比，近热带海域大气中的钒含量要高出 2 个量级。城区大气中的钒含量为 $0.25~300\mu g/m^3$。

在植物体中，V 的含量很少，在动物体内的含量也很少。而在植物体内，其钒的浓度往往与其所处的自然条件有关。比如，在植株的根系中，其所含的钒量与其所处的土壤中所含的钒量基本相同，但在大气环境下，茎和叶中的钒量均较少，而且这种变化与土壤中钒的含量并不相关。豆类中含有较多的钒，特别是在大豆根系中，因含有固氮微生物而形成的根瘤，钒的含量是其他作物的 3 倍左右。另外，薛类也能富集 V。

最近的研究发现，谷物中的钒含量比果蔬中所含的钒量要多，而啤酒、红酒中所含的钒量也比较多。与此相反，在脂肪、猪肉、牛奶和鸡蛋中，钒的水平是很少的。鱼类中的钒含量仍很高。

三、钒在生物体内的氧化还原过程

钒是一种非常有价值的金属元素，它不但在自然界中扮演着非常关键的角色，而且在动植物中也具有同样的活性。高价态的金属配合物对机体的富集性和调节机体的氧化—还原态有着至关重要的作用。另外，在植物演化历程中，铁与锰、铜、钛结合。

四、钒的生理作用

自从钒被人发现并为其命名之后，随着不断研究，人们逐渐意识到，钒不仅是很多动植物所必需的，而且也是人体生命活动所必需的。

（一）钒具有类似胰岛素的作用

钒具有类似胰岛素作用的多样性特征。在糖尿病模型中，钒不但可以减轻早期的糖尿病症状，例如高血压、血脂紊乱等；还可以减少二次并发症。在大鼠胰部分切除术中，钒的疗效是通过增加肌糖原生成而去除了它的抗胰岛素活性。研究表明，在 STZ 诱导的糖尿病模型中，钒可以促进骨骼肌对血糖的吸收。

在动物和细胞水平上，钒的抗糖尿病作用已经被充分证明。无机钒及有机钒类都具有降低血糖、促进葡萄糖吸收、改善胰岛素敏感性的作用。

通过对其调控机理的理解，可以帮助我们更好地开发具有更高生物活性的类胰岛素类药物。该类药物应同时满足口服活性强、药理活性明确，而且能够精准靶向到肝脏、肌肉和胰腺等部位。与此同时，这种药物应该具有持久的吸收与滞留模式，并且需要小用量的特性。

（二）抑制胆固醇的合成并加速其分解

V 能明显地抑制体内胆固醇的生成，尤其能调节肝脏中的胆固醇生成，并能有效促进其分解代谢。经实地调研发现，长期从事钒相关工作的工人血清中胆固醇水平较对照人群呈现明显降低趋势。此外，钒还能够有效清除沉积于主动脉的胆固醇，从而发挥其维护心血管健康的作用。然而，值得注意的是，当钒元素浓度过高时，可能会导致动脉粥样硬化的发生。因此，在涉及钒元素的应用和研究中，应严格控制其使用剂量，确保在安全范围内进行。

（三）对多种酶具有抑制作用

研究表明，在机体中，钒对 6-磷酸酯酶的影响是多方面的。

（四）促进骨和牙齿中无机基质的沉积

在提高骨、牙齿中无机基质的沉积及增强有机—无机结合的能力中，钒起到了很大的作用。根据对流行病学的调查，饮用水中钒含量较高的地区与龋齿发病率较低的地区存在显著关联。因此，可以推断钒具有预防龋齿的潜在功效。

（五）影响造血功能

钒元素能够干扰铁卟啉的合成过程。这会引起血红蛋白的合成过程受到阻碍，减缓其合成速度。然而，对于健康个体而言，即便摄入了钒化合物，其血红蛋白的合成也并不会受到显著影响。

结果表明，在营养性贫血症大鼠中添加适量的钒和其他多种微量元素，可明显减轻大鼠的贫血症状。另外，在应用补铁药物的基础上，加入一定量的钒，可以明显地加快血红蛋白的下降速度；有时候，这个时间可能只有原来的 1/2 到 1/3。此外，还有一些研究显示，在体外培养的过程中，加入钒元素，可以促进红细胞的发育。另外，钒可以调控人体等许多重要组织的钠泵功能。这为我们理解钒的生物效应提供了新的视角。

五、钒的毒性研究

20 世纪初，人们曾用钒来治疗贫血，"黄萎病"结核病，糖尿病，在医药工业中也被用作防腐剂、杀螺旋体、开胃食品、营养壮身剂等。当 Dutton 首先报告了 V_2O_5 对作业人员健康的影响之后，国内外的研究人员纷纷从毒理方面对其进行了更深层次的研究。

目前已有的研究结果显示，以钒酸盐为代表的含钒化合物对人体及动植物均有一定的毒害作用。其对畜禽的危害程度与染毒动物的种类、接触途径和投放的剂量有关。钒的阳离子、阴离子形态都具有一定的毒害作用，其毒性程度与其物理、化学特性有关。一般情况下，其原子价态越高、溶解度越高，毒性就越强。

含钒的有机污染物是一类有毒、致癌物质，其能导致机体 DNA 破坏、肿瘤发生等一系列不良生物学效应。钒酸根自由基（ROS）的生成是致毒机理的关键环节。但是，目前已有研究表明，部分钒类物质能够生成 ROS，从而有望成为一类新型的抗癌药物。比如，给予大鼠适当浓度的过氧化钒，可以有效地控制多种类型的急性白血病，其机制与其产生的 V 和 ROS 相关。研究发现，VO^{2+} 在肝癌组织中的分布与 VO^{2+} 浓度呈正相关。同时，由于 VO^{2+} 和 Fe^{2+} 具有类似的结构，因此 VO^{2+} 能够替代 Fe^{2+} 形成博来霉素复合物对肿瘤细胞进行杀灭。

同时，含钒注射剂的 pH 值对其生物活性也有一定的影响。以钒和亚铁钒为原料的研磨气体虽然毒性不大，但在高浓度条件下，仍然会出现 V_2O_5 的毒性反应。

第二节　钒的糖尿病防治研究

一、钒对糖代谢的作用

（一）钒对葡萄糖运输的影响

葡萄糖可以通过特定的转运蛋白穿越肝脏细胞膜，以及肌肉和脂肪细胞。Duckworth 等人在研究大鼠自由脂肪组织中的葡萄糖运输时，发现钒酸钠能在一定程度上影响葡萄糖的运输。同时，在骨骼肌内，钒酸钠也可提高其对葡萄糖的吸收率。

（二）对糖原合成和糖异生的作用

Brichard 等通过对 Ob/Ob 大鼠进行研究，发现 Ob/Ob 大鼠肝糖原储备明显减少。但是，在给药两星期后，大鼠肝葡萄糖原升高了 2~3 倍，肌糖原也随之明显增多。已有研究显示，钒离子可通过活化肝脏中的糖原合酶，进而促进肝糖原合成。

Roden 等人研究表明，在较小剂量下，钒化合物对肝脏代谢的影响较小，但在高剂量时，其对肝脏代谢的影响呈剂量依赖关系。而在此过程中，胰岛素可以有效地抑制肝糖原的降解。另外，钒还可以提高丙酮酸脱氢酶系统的活力以及葡萄糖激酶的活性，从而减少糖异生。

二、钒的胰岛素样作用机理

经过深入研究发现，钒在生物体内发挥的胰岛素样作用与胰岛素的分泌过程并无直接关联。但是，钒的生理效应与其受体有密切的联系。已有研究显示，钒化合物可影响体内磷酸酪氨酸水平及酪氨酸激酶活性。

钒可通过降低酪氨酸磷酸酶水平，来维持酪氨酸激酶活性。而且，在胰岛素的后受体层面上，钒也具有类似的功能。格林等用胰岛素抗体或胰酶作用于脂肪细胞，损伤了其受体，然后添加胰岛素进行体外培养，结果显示，与对照组比较，葡萄糖的运输能力显著下降。但添加钒后，两组的葡萄糖运输性能就没有显著差别。即使细胞膜上的胰岛素受体数量显著降低，钒离子仍然可以通过受体后机制维持其对细胞内糖的运输功能。

因此，钒的类胰岛素样效应可能是由其受体后机制实现的。这一发现为深入了解钒在生物体内的作用机制提供了新的视角和思路。

第十章
钼、镍、钴、氟、硅、锡与健康

第一节　钼与健康

一、钼的生物学作用

钼是动植物以及人体生长必需的微量元素之一，其作用简述如下：

（1）钼能增加植物体内维生素 C 含量，并能促使植物利用还原了的硝基态氮和铵态氮合成氨基酸，提高植物蛋白含量。

（2）在逆境中，钼是一种重要的硝酸盐还原酶，在外界条件下，植株中的硝态氮和亚硝酸盐浓度都会升高。通过施钼，能有效地降低谷物和蔬菜中这两种物质的水平。

（3）有实验表明，钼能提高机体的免疫力。

（4）适量钼能抑制病毒在细胞内的繁殖，增强细胞对病毒的抵抗力。

（5）适量钼能调整甲状腺机能，有实验表明，同时补充钼和硒可使甲状腺功能恢复正常。

（6）资料表明，钼不仅是心肌细胞自发性收缩所必需的，而且对其有促进作用。

（7）钼是人体黄嘌呤氧化酶、醛氧化酶等的重要组成部分，参与铁的释放和代谢，促进亚硝胺类物质还原和排出，具有防癌作用，钼还有加强体内激素合成、促进生长发育、维持正常男性功能，有时对排出体内多的铜有一定作用。

（8）钼是一种类似于维生素 E 的抗氧化剂，它能有效地阻止过氧化物的形成，起到保护氧化损伤的作用。

（9）长期全胃肠外营养病人可能出现钼缺乏问题，动物缺钼，可引起体重减少、繁殖力降低、寿命缩短等。

（10）钼与硫存在拮抗关系，深入探讨对当代环境硫污染所致疾病有实用意义。

二、钼的膳食摄入量

众多科学研究不断证实，微量元素在维持人体健康状态方面起着至关重要的作用。钼在体内的功能发挥，存在特定的生理剂量区间。当摄入量低于此区间时，人体会出现钼缺乏症状；而摄入量超出此区间，则可能引发中毒反应。因此，确保微量元素的摄入量处于适宜的安全范围内，对于维护人体健康至关重要。

三、钼与现代病

（一）保肝解毒

现知人体组织中以肝的钼含量最高为 3.2mg/kg 干重，在现代病中，由于环境污染中毒性肝病已屡见不鲜，而钼有保肝解毒作用。

（1）在维护人体健康中，钼起到了不可或缺的作用。作为黄嘌呤氧化酶、醛氧化酶、亚硫酸氧化酶等多种关键酶的组成部分，钼对人体铁代谢和解毒机制具有重要的影响。黄嘌呤氧化酶在嘌呤化合物的氧化代谢中扮演着关键角色，其催化作用直接影响尿酸的形成。同时，它也参与了铁的代谢，促进了铁的释放和血液中的铁转运，从而提高了铁的运输效率。

（2）抑制过氧化氢的形成。钼是一种非常重要的抗氧化成分，它和维生素 E 具有互补的功效，协同起到阻止过氧化物形成的重要作用。

（3）应对农业上过量施用氮肥所带来的危害。当前农业生产普遍采用大量施用氮肥的方式，以期提高粮食和蔬菜的产量。然而，这种做法却导致了严重的环境污染问题。钼作为植物硝酸还原酶的关键成分，其缺乏会导致硝酸盐及亚硝酸盐无法有效还原成氨，进而造成环境及农作物中亚硝酸盐含量的显著增加。这不仅影响了动植物和人体对亚硝酸盐的摄入和累积量，更重要的是，亚硝胺还具有潜在的致癌风险，这成为钼缺乏地区食管癌发病率较高的重要原因之一。为了保障人民群众的健康安全，必须高度重视农业生产中的科学施肥，避免滥用氮肥，促进农业可持续发展。

（4）钼对肝脏内 P_{450} 及去甲基氧化酶活性的调节作用显著。适量地摄入钼能够促进亚硝胺的代谢过程，并有效降低肝脏 DNA 加合物的形成风险；然而，过量摄入钼则会减缓亚硝胺的代谢速率。因此，在摄入钼元素时，应严格控制剂量，以确保其对肝脏功能的正面影响。

（二）钼与心血管病

实验证明，钼缺乏增加了细胞对缺氧诱导的心脏细胞的易感性，并进一步加重心脏损害。适当地摄入微量元素钼可以减轻这些伤害。然而，与硒相比，钼对机体丙二醛（MDA）的水平没有明显的改善，说明其无法消除机体生成的自由基，也无法阻止其诱发的细胞过氧化损伤。但钼对肌酸磷酸、肌酸激酶（CPK）及乳酸脱氢酶（LDH）的降低具有较好的抑制效果。据此，我们提出假说：钼可通过调控线粒体能量代谢通路，提高心脏通透性。

在实际应用中，我国云南某克山病高发地区连续三年使用钼酸铵进行施肥，结果显示，该地区的克山病发病率由 6.5% 降低至 0.47%。因此，适量补充含钼和硒的食物或饮品，有助于降低心血管疾病的发病率。

四、食物中的钼与人体健康

钼是水、土壤和各种动、植物中普遍存在的一种微量元素，其作用不可忽视。DeRenzo 等人于 1953 年的研究表明，在大鼠日粮中加入不同浓度的钼，能明显地改变黄嘌呤氧化酶（XOD）的活力。这一发现为我们揭示了钼在生物体内的潜在作用。

随后，在 1954 年 Mahcer 等人的试验中，又发现了一种含有钼水解酶的兔子肝内，它是一种叫作醛氧化酶（AO）的酶。本项目的实施将为深入理解钼在生物体中的作用提供新的思路。后来科恩等人进一步研究，发现钼也是一种重要的亚硫酸盐氧化还原酶（SO）中的金属成分。这一重大研究结果将进一步证明，钼不但是机体必需的一种微量元素，而且在机体的各种生命活动中发挥着极其关键的作用。

综上所述，钼作为一种广泛存在于自然环境中的元素，在生物体内发挥着重要的生理功能。

（一）食物中的钼

由于食品种类的不同，它们的钼含量也有很大的不同。一般来说，以大豆为主的蔬菜食品中的钼含量最多；在动物食品中，以海鲜为主，其次是肝和肾的钼含量最多。以作物为基础的食品中的钼含量与土壤中可利用的钼含量密切相关。随着土壤 pH 值的升高，植株吸收的钼能提高，植株自身的钼水平也会随之提高。豆科作物对钼的富集作用明显大于非豆科作物。

（二）钼在人体内的分布和代谢

钼经食物网进入机体后，在体内的主要部位是肝、肾。血中钼含量的多少可以从一定程度上判断出体内钼含量的多少。由于发钼值与血中钼水平存在较高的相关性，而且毛发采样又方便快捷，故常被认为是一种营养及人群流行病学研究的重要指标。食品中的钼元素一旦被机体摄入，就会被消化道快速地吸收。另外，微量的钼可通过胆汁进入肠道—肝循环，而这一过程是调控机体钼稳态的关键。此外，硫酸盐还可以帮助人体排出钼。

（三）钼的生物学功能

众多科学研究表明，钼在人体内发挥生物学功能的主要途径是通过调控钼酶的活性来实现的。在生物体内，钼元素主要是通过调控一组小分子辅酶的形成来实现其生物活性的。它们是催化反应过程中的关键步骤，是保持酶活力的关键。

（1）黄嘌呤氧化酶。黄嘌呤氧化酶是一种非常重要的酶。同时，其对人体中的嘌呤类物质的氧化代谢也有很大的影响，并在尿酸生成中发挥重要作用。此外，它还参与调控机体的铁代谢，促使铁从肝细胞中排出，促使铁离子向外排出；也可将 Fe^{2+} 转变为 Fe^{3+}。

（2）醛氧化酶。通过催化醛向有机酸的转变，减少其对人类健康的危害，从而保护细胞免受潜在的有害物质侵害。

（四）钼的保健作用

在适当的剂量下，钼对维持人类细胞遗传材料的稳定性和降低癌症的遗传风险都有重要的作用。但是，一旦超过了其安全限度，就会对人类的身体造成危害。

（1）保护心肌。钼是调控心脏能量代谢的关键因子，对心脏有明显的保护作用。李广生等人对我国克山病发病机制进行了较深层次的调查，结果表明，该地区的饮水及食品中的钼元素均较少。钼的缺乏可能会导致心肌坏死，严重时会威胁人体健康。

为了深入探究钼对心肌的保护机制，近年来，国内外学者对其进行了大量的研究，认为钼是硝态氮还原酶重要的组成部分。在钼缺乏条件下，以蔬菜为原料的食品中，硝酸盐、亚硝酸盐的浓度会升高。应用钼肥料能有效地降低蔬菜类食物中的硝态氮、亚硝酸盐，进而减轻其对心脏的损伤。

另外，钼可提高机体的抗病毒活性，并可有效地阻止病毒在机体中的繁殖。研究发现，钼可明显增加心脏组织中 SDH 的活力，改善心脏的氧化磷酸化作用。

（2）保持血管弹性。钼元素与 AS 的发病、进展关系密切。如果体内缺少了钼，动脉的弹性就会大幅下降，从而导致心血管系统的病变，如动脉粥样硬化、冠心病等。其机制可能是由于钼与维持血管壁弹性的主要成分——缩醛脂有密切关系。所以，维持适当的钼量是防治心血管病的关键。

（3）抑制癌症的发生。钼对大鼠食管癌、胃癌和乳腺癌均有明显的抑制效果。其抗肿瘤作用机理是通过减少体内对致癌物的吸收，促进其排出体外。在肿瘤侵袭目标组织后，钼既可以与肿瘤发生竞争性结合，也可以通过影响肿瘤细胞的代谢及结构，缓解目标组织的 DNA 损伤。这一发现为进一步探索钼的抑癌作用，以及开发相关的防治策略提供了宝贵的理论依据。

（4）其他作用。锌钼配合可有效地中和高氟对机体的抗氧化作用，维持 SOD 的稳定状态，消除机体过多的 MDA。经研究证实，10% 的氟钼酸铵溶液对乳牙龋有较好的防治作用，既可防止龋病，又可防治已成龋，尤其对牙本质龋的防治效果更佳。这一发现对于维护儿童口腔健康、促进儿童牙齿正常发育具有重要意义。

总之，钼与人类的身体保健关系密切，因而被列入了人类的饮食；必须保证身体摄入充足的钼量。目前，人们对钼的吸收途径主要是从食物中获取。因此，可以通过采用合理的施肥方式来改良作物生长所需的土壤环境。它不但可以改善农业生产、改善食品品质，还可以通过食品链发挥有益的功效。

第二节　镍与健康

一、镍的生理作用及危害

镍是一种重要的生命营养物质，尽管镍在自然界中分布广泛，但在人体内的含量极其微小。按照健康标准，成年人体内镍的含量约为 10mg，而血液中镍的正常浓度则维持在 0.11μg/mL 的水平。

（一）镍的生理作用

在生命活动中，镍起着非常重要的作用，它既能调控激素、维持生物大分子的稳定性，也是代谢调控的核心。镍以 Ni（Ⅱ）和 Ni（Ⅲ）两种形态出现，并以 Ni（Ⅱ）为主。金属离子是一类重要的金属元素，既可以增加机体对铁的摄取量，促进红细胞的生长，激活酶的合成辅酶，提高胰岛素；还可以起到一定的降血糖、保护心血管等作用。

身体每天需要 0.3mg 的镍。缺镍会引起糖尿病、贫血、肝硬化等一系列疾病；肝脏脂类和磷脂质的代谢不正常、尿毒症、肾衰竭等疾病。研究发现，缺镍可引起小鼠生长缓慢，死亡率升高，血细胞比容、血红蛋白和铁水平下降，骨骼中钙水平降低，肝脏、毛发、肌肉和大脑中的锌水平也相应降低。另外，缺镍也会引起肝脏体积变小、颜色变暗，甚至启动病变组织。动物体内缺镍还会导致动物畸形，褪色，表皮生长异常。此外，缺镍也是导致不孕的因素之一。

（二）镍对人体的危害

早在20世纪30年代，提炼镍的工作人员就发现了鼻咽癌和肺癌。镍中毒的主要症状包括皮肤炎、呼吸器官障碍和呼吸道肿瘤等。

镍的污染源包括：镍的开采与冶炼，合金钢的制造与处理等。镍的摄取可通过口腔吸入、呼吸吸入及皮肤吸收三种方式进行。一般人体摄取的镍量不到总摄氧量的10%，但怀孕时吸收速率增加。镍是一种储藏型的金属元素，它能在机体的各个组织中累积，尤以肾脏、脾脏和肝脏含量最高。在新生儿肺、肝脏、肾脏和小肠中都检测到了镍，随着年龄的增长，肺内的含量会逐渐增高。另外，在骨骼和胆汁中也发现了镍。结果表明，血清中镍的生物半衰期为20~34h，尿中镍的生物半衰期为17~39h。

镍对人体的毒害作用与其体内的吸收方式密切相关。一般来说，口腔中的镍比通过血中的要少，这是由于小肠具有更好的排出功能。但是，如果吃得太多，会引起呕吐、腹泻，以及引起急性肠胃炎或牙龈炎。镍易被人体呼吸缓慢地吸收，而羰基—镍蒸汽可通过人体快速的呼吸和皮肤的接触而被人体所吸收。在接触过程中，羰基镍是有毒物质进入机体的重要方式。镍能引起人类的皮肤和呼吸系统疾病，引起皮炎、气管炎、肺炎，并对鼻咽有致癌作用。对于人类的肌肤，镍是最常见的一种致敏物质，它可以改变人引起一些人的接触性皮炎。长时间暴露于镍环境中也会导致白发。

同时，镍对环境的影响也与其存在形式密切相关。与普通镍盐相比，镍的急性毒性很小，而普通镍盐的毒性更小。但是，以胶体形式存在的镍，如氯化镍等，具有很强的生物活性，会导致心脏、脑、肺、肾等器官的功能障碍，并导致组织器官的出血性和变性。其中，羰基金属镍是一种剧毒且极具致癌性的化合物，只需极少量就能导致动物死亡。该物质来源于采矿、冶炼等行业，是一种无臭且极具挥发性的液态物质，其在水中几乎不溶，在人体血液中的溶解性是水的 1.5 倍。在呼吸道中，羰基金属镍会对肺部造成损伤，使患者出现眩晕、头痛和走路不稳等症状，进而会感到恶心呕吐、胸闷等，接下来可能会出现发烧，呼吸困难，胸部疼痛，最后会造成严重的后果。

（三）镍的毒性机制

目前对镍毒性机制的研究主要集中在其致癌或促癌效应上。镍是一种重要的生化反应物质，它可以活化或抑制多种酶，从而产生毒性效应。镍能与 DNA 上的磷酸盐形成复合物，并与 DNA 上的碱基受体相结合，造成 DNA 的损伤，扭曲 DNA 的复制，进而导致基因变异，最终导致癌症的发生。

（四）镍中毒防治

在现代社会中，镍被广泛应用于各种生活物品，例如，不锈钢制品以及贵金属材料。然而，镍的暴露不限于职业环境，如电镀、冶炼等岗位，日常生活中的燃料燃烧和香烟烟气也是镍暴露的重要来源，其中羰基镍是一种重要的镍化合物。值得注意的是，慢性镍中毒的潜伏期可能长达数年，因此，公众要提高对镍暴露的防范意识。

利用配体，可以对人体内的镍元素进行调控，提高其排泄效率。当前，常用的配体有二乙基二硫氨基甲酸（DDC）钠、2,3- 二巯基丙醇和 EDTA 二钠等。

预防要从源头开始。在日常生活中，为确保饮食安全与健康，应避免长时间使用不锈钢餐具盛放强酸强碱类物品，包括中药。此举旨在防止镍元素溶出，确保餐具使用的安全性。

二、镍对机体的影响

镍为人体的必需微量元素之一，作用复杂，除生理作用外，过量还会产生有害影响，下面对镍对机体的影响作用进行综述。

（一）对心血管的作用

Evans 等研究人员深入探讨了镍离子对血管张力的影响机制。研究结果表明，在镍离子浓度较高时，能够引发明显的血管收缩反应。这一发现，进一步证实了镍离子对血管平滑肌的作用具有特异性，而非一般性质的影响。这一研究成果对于深入理解镍离子在生物体内的作用机制，以及预防和治疗相关疾病具有重要意义。Braydr 等发现钾离子的活化是一种负性的调控因子，参与了血管的收缩。Ca^{2+} 及去极化电位均可引起血管平滑肌细胞（VSMCs）的收缩，但若上述刺激再加强，则可活化 BKCa 通道；由于膜电势的稳定性，导致张力减小。当镍离子进入 BKCa 离子通道时，这种失衡将被破坏，从而引起血管的收缩和紧张。

镍具有双重的心血管收缩效应，镍浓度较低时，可引起血管的收缩。然而，镍浓度较高时，却能阻止血管的收缩。

（二）对内分泌系统的影响

近年来，有关镍对人体内分泌的作用已有大量研究。通过科学实验，对大鼠注入 1mg/kg 镍液，可引起血糖迅速短暂上升，并伴有血中胰岛素及血糖浓度降低现象。

不同浓度的镍对血液中的胰岛素和血糖的影响不同。造成上述现象的原因有三个：一是由于用药方式不同；二是给药剂量不同；三是动物品种不同。低浓度的镍可能降低葡萄糖含量，而高浓度的镍可能提高葡萄糖含量。

通过检测大鼠血清中胰高血糖素及胰岛素水平，发现血清中胰岛素／胰高血糖素比例快速降低，而肝糖原、肌糖原含量无明显改变。研究发现，肝脏 2,6- 二磷酸果糖在短期内快速降低，提示机体血糖增高的原因可能是肝脏产糖能力增强，而不是降解能力减弱。

（三）对免疫系统的影响

研究表明，镍是可能引起皮肤敏感的一种因素。在应用电灼疗法时，因其与 T 细胞的相互作用密切，可活化 T 淋巴细胞，而导致过敏反应。

流行病学调查显示，长期接触羰基镍的工人，其由 PHA 诱导的淋巴细胞转化率呈现降低趋势，相较于工龄较短的工人更为明显。另外，研究发现，以镍硫化合物为主的氧化镍烟对豚鼠肺泡内巨噬细胞的杀伤作用显著增强，并与其半致死剂量有关。镍对单核巨噬细胞的杀伤及抗菌能力都有明显的影响。

（四）镍的致突变、致癌、致畸胎作用

动物实验和流行病学调查已肯定，镍及其化合物不仅是促癌剂，而且是致癌剂。经过科学实验验证，高浓度的硫化镍会对培养的大鼠胚胎有丝分裂过程产生显著影响，导致其有丝分裂指数出现异常。这一发现对于深入研究硫化镍的生物效应及其潜在危害具有重要意义。

经过科学研究证实，镍硫化物是其中最具致癌作用的一种。不同给药方式和不同剂量接触都会增加癌症的发生风险。除此之外，羰基镍、氧化镍、镍—铜氧化物、醋酸镍、镍粉等镍化合物同样具有诱发肿瘤的风险。流行病学调查结果显示，炼镍厂矿的工人面临的肿瘤危害主要以肺癌和鼻咽癌为主。与此同时，镍作业人员的肺癌、鼻咽癌死亡率也显著高于对照组人群。这一发现，进一步强调了镍化合物对人体健康的潜在危害，需要引起高度重视，并采取有效措施来降低暴露风险，保护作业人员的健康。

镍及其化合物对多种动物的胚胎有毒性作用，可诱发胎儿体内出血，影响妊娠。

三、镍与 Ni-SOD

有关锰超氧化物歧化酶（Mn-SOD）、铜锌超氧化物歧化酶（Cu, Zn-SOD）和铁超氧化物歧化酶（Fe-SOD）等方面的研究已经在前面作了较为详尽的论述。但 SOD 的作用位点并不局限于铜、锌、锰、铁。此外，研究人员还研究了镍超氧化物歧化酶（Ni-SOD）。

与铜、锌超氧化物歧化酶、锰超氧化物歧化酶、铁超氧化物歧化酶相比，镍超氧化物歧化酶的研究起步晚，研究结果也不多。直到最近几年，以镍超氧化物歧化酶为代表的小分子化合物被发现，表明该领域已逐步引起人们的关注和研究。

在生化研究中，Ni 的最大价态为 Ni^{2+}，能够与各种生物活性物质结合。早在 20 世纪 20 年代，人类就已经知道，并且已经发现，在一个正常的成年人身体里，只有百万分之一的镍含量。

镍超氧化物歧化酶是超氧化物歧化酶中新发现的一类超氧化物歧化酶，它与其他三种超氧化物歧化酶组成了一类同工酶，协同保证多种环境下产生的自由基被高效地消除。

镍超氧化物歧化酶具有很好的耐热性能，并且在 pH4.0~8.0 具有很好的稳定性。其抑制形式类似于铜、锌超氧化物歧化酶，但对过氧化氢、氰化物的敏感性较高。

第三节　钴与健康

钴同属于铁族，具有一种类似于纯银的顺磁性质。钴在水中、大气中都具有很好的稳定性能，能够很容易地被硝酸、盐酸、硫酸所溶。钴元素在众多行业中都具有广泛的用途，是制备高硬度、高强度等性能的关键材料。另外，钴的核素 ^{60}Co 在机械、化工和冶金等行业有着重要的用途，特别是在医学上，钴可替代镭在肿瘤的防治中发挥重要作用。而在玻璃、颜料、陶瓷等领域，钴的用途也非常广泛。

1948 年，人们首先在生物体中发现了一系列与其有关的物质，证明了它是一种重要的微量元素。机体中的钴水平是 1.1~1.5mg，适当地补充钴对人类的生长发育是有益的。钴主要经呼吸、皮肤接触及进食等方式被机体吸收，而大多数的钴在尿液及排泄物中被排出，仅有少量经汗液、毛发及乳汁排出。所以，维持机体中的钴盐含量，对维持机体的正常生理功能具有重要意义。

一、钴的生物学功能

钴是机体内多种酶的重要组成部分，且对酶具有活化作用。研究表明，钴可抑制肝脏中的脂质沉积，并表现出对肝脏的嗜脂作用。当钴与铜、锰联合使用时，能够促进生长发育并增强体质。

综上所述，钴的功能主要体现在以下方面：

（1）钴能够增强机体的造血功能。在胚胎期，钴即已开始参与造血过程。钴对治疗多种贫血症都具有显著效果，尤其对于低色素小细胞性贫血的疗效更佳。缺钴可引起肝脏中维生素 B_{12} 水平降低。

（2）钴还涉及了细胞内的甲基化修饰及葡萄糖的合成。这个效应是通过维生素 B_{12} 来完成的，甲基钴胺素和 5- 腺苷钴胺素均具有催化甲硫氨酸脱甲基的作用。尤其是在反刍动物体内，维生素 B_{12} 可通过活化丙二酰辅酶 A 来为其提供能量。如果肝脏中的维生素 B_{12} 含量降低，则该变异酶的活力就会被显著地降低，从而影响对丙酸的吸收。

（3）在反刍动物中，钴也有提高消化能力的作用。在反刍家畜中，钴是影响其正常生长和增殖的主要因素。如果日粮中 Co 元素缺乏，将阻碍瘤胃微生物的正常发育，导致其对营养的吸收能力降低。

（4）钴还可以提高牛和羊等动物的繁殖能力。如果缺少钴，则会引起一些疾病，如贫血症和生长障碍等。对奶牛来说，钴缺乏会使怀孕率下降。患有缺钴的奶牛会出现发情推迟等症状。相关研究结果显示，在经产母猪的基础饲料中添加氯化钴、维生素 E、维生素 C 等，能明显提高其年产仔数和产奶量。另外，也有报告显示，当缺乏钴时，怀孕母羊的产羔率并未明显降低，但是新生羊羔的死亡率较高。

除以上功能外，钴还具有其他重要的生物学作用。有研究也证实了缺钴会导致免疫力的降低。这些研究为我们更深入地了解钴在机体内的作用提供了重要的依据。

二、钴中毒

有研究表明，身体中过度的钴胺素会引起红细胞增多。过量的钴离子会引起胃肠功能紊乱、耳聋、甲状腺吸收碘的能力下降，从而引起甲状腺肿大，还会对心脏造成损害，诱发心肌缺血，严重时还会引发心肌炎。

从 1965 年开始，在加拿大、美国等国家就发现了一些因为喝了含有钴盐的啤酒而引起心脏病的患者。研究显示，在喝了含有钴盐的啤酒之后，有些人会表现出心肌疾病的症状，但在停用了钴盐之后，新的案例就没有再出现了。另外，如果长时间暴露在钴离子的环境中，则可能会导致上呼吸道的刺激，比如咳嗽、鼻咽炎等，同时还会对人体的肌肤产生一定的伤害，比如过敏性皮炎、结膜炎和角膜损伤等。

在实验中，缺钴病患者会出现食欲减退、皮肤粗糙、身体消瘦、黏膜变白、乳汁减少，从而引起贫血，严重者可致命。钴是一种有毒成分，但在水中的钴酸盐比不溶于水的钴酸盐毒性更强，而其他钴酸盐在这两种情况下表现出相近的毒性。如果每天摄取 500mg 的钴酸盐，就会引起血红细胞的增加，并引起一系列的毒性反应，例如，食欲下降、呕吐、不消化性腹泻、脸部和肢体泛红等。同时，静脉使用钴离子还会导致显著的血管膨胀及低血压症状。长期暴露于含有钴盐的金属粉尘中，可能导致支气管上皮细胞的增殖和成团状纤维化，在灰尘堆积的地方会形成肉芽肿。

长期使用钴盐会引起过敏性反应，并会引起气喘。同时，高剂量的钴盐也会导致连接瘤及肺癌的发生。

另外，钴的刺激还会引起 α - 球蛋白的增加，从而引起红细胞增多。已有研究表明，肾脏受到毒性损害后，其分泌的 EPO 可能是其主要原因。此外，钴还可通过抑制酪氨酸碘化酶而影响其对碘的吸收。钴对心肌细胞具有明显的抗氧化作用，其机制与其在心肌中的累积作用密切相关。人体缺乏维生素 B_1、锌、硒及蛋白都会促进这些毒素的产生。

第四节　氟与健康

一、概述

氟（F）在自然界分布广泛，它是人体必需微量元素之一。人体含氟 37~70mg/kg 或总量约为 2.6g。绝大部分分布在硬组织，如骨骼和牙齿中占 90% 以上。

氟对人体摄入适宜量的安全范围很小，即它在体内相对较小的范围之外，多了或少了均会对人体有害，少了会引起氟缺乏病，多了则引起中毒性疾病。就饮水而言，含氟在 1.0~1.5mg/L 为宜。食物含少量氟，每日可摄取 0.8~1.6mg，总量为 2.3~3.1mg 为宜。缺氟会引起龋齿，摄入过多则会引起氟中毒，严重时会发展成氟骨病。

二、氟化物与人类健康及饮水氟化问题

（一）氟与氟化物的性质

通常情况下，氟化物是没有颜色的，是一种非常活跃的化合物。能与各种化合物发生反应，形成简单化合物、配合物等。上述特点使氟化物具有很强的化学反应性和地域转移能力，所以，氟化物在岩石中、土壤中和水中都有分布。

（二）氟化物的生物学作用

氟可经消化道、呼吸道和皮肤黏膜等多种方式侵入体内，而消化道是最重要的摄取方式。氟在消化道中可以被快速地吸收。氟在人体的代谢过程中，会在人体的骨骼和牙齿等硬组织中积累，肾是氟的重要排出组织，人体吸收氟 3~4 小时后，约 70% 的氟会从人体尿液中排出，少量通过粪便、汗腺、唾液、毛发等途径排出。

氟是人体钙磷代谢的关键因素，其可加速钙磷向骨盐转化，有利于人体的生长发育。研究发现，适当摄入氟对龋病的防治具有一定的促进作用。氟在人体内的作用是有限的，如果长期摄取氟会引起急、慢性的氟病，干扰人体正常的钙磷代谢。

氟与钙之间有很大的亲和力，可在血中生成难溶性的氟化钙，并引起一系列不良反应。如果血液中的钙离子与氟化物相结合，就会引起血液中的钙含量下降，从而引起钙缺乏综合征。而这些异常会引起磷代谢异常，从而影响骨骼的正常新陈代谢。而较低的钙水平则会促进副甲状腺的活动，从而导致更多的甲状腺激素和更多的破骨细胞；具有良好的溶解骨质和促进骨质疏松的作用。氟会干扰骨骼的正常矿化进程，造成骨盐中的羟磷灰石向氟磷酸钙的转化，进而引起骨细胞的代谢紊乱。另外，氟对人体中一些酶也有一定的抑制作用，过量氟也会妨碍 DNA 的形成，进而对蛋白的生物合成产生不利影响。

三、氟对健康的双向影响

氟化物是一种生命活动所必需的元素，对维持机体的正常生理功能起到非常关键的作用。但是，如果摄入过量，就会引起机体的一些生理和病理改变，对健康产生潜在的威胁。深入理解氟与人类健康之间的联系，对于充分发挥其保健功效、促进人类体质的提高具有重要意义。

（一）氟与人体健康

（1）适量氟化物的生物化学作用。适量的氟化物具有防龋作用。牙釉质表面含有丰富的 Ca^{2+} 及较少的磷酸盐，在氟化物不足时，其唾液中的蛋白可快速黏附于牙釉质上，并在牙釉质上生成一种后天膜，这就给了细菌繁殖和斑块生成的条件。但是，在牙釉质中，氟化物与 Ca^{2+} 具有很强的亲和力，导致氟化物在牙釉质中形成竞争吸附，从而对酸蛋白的吸附作用进行了干涉。另外，氟化物可以取代一部分 HAP 中的羟基，从而提高 HAP 的力学性能，减少 HAP 的溶解能力；同时，还能加速牙釉质的再矿化进程，对早期龋病的治疗起到一定的效果。

经过科学研究证实，适量摄入氟元素对人体健康至关重要。氟在维护甲状腺、胰腺、肾上腺和性腺等内分泌系统的正常功能方面发挥着重要作用，有助于保护身体各脏器和器官免受潜在损伤，对个体的生长发育和生殖能力具有显著影响。实验数据显示，当动物饲料中的氟含量过低时，会导致动物生长发育迟缓、生殖能力下降，甚至引发不孕问题。然而，在补充适量的氟元素后，这些不良影响可以得到有效逆转，动物能够恢复正常的生长和生殖能力。另外，氟化物可以通过作用于某些酶，进而调控神经兴奋性。虽然氟化物对大部分的酶都有一定的抑制作用，但是它还可以增强一些酶的活性，比如对 ATP 酶的抑制，使人体内的 ATP 浓度升高，从而提高了神经和肌肉连接部位的兴奋性。

（2）低氟对人体健康的危害。氟是人体必需的微量元素之一，其在适量的情况下对维护人体健康起着重要作用。然而，当氟摄入不足时，可能会对人体造成一定的损害。尽管这种损害通常不易被人们察觉，但其影响却不容忽视。临床研究表明，氟化物在预防龋齿方面发挥着重要作用。氟可以降低釉质的溶解度，增加对矿物质的补给，进而对牙的形状产生影响。另外，氟还可以防止牙斑的生成，从而降低龋齿的发病率。当氟摄入不足时，人们更容易患上龋齿，还会对人体的骨骼健康产生不良的影响。另外，低氟也会对人体的生长、发育及生育功能产生不良的影响。

综上所述，保持适量的氟摄入对于维护人体健康至关重要。在日常生活中，我们应该注意合理搭配饮食，确保从食物和饮水中摄取足够的氟。同时，对于特定地区的人群，如有必要，也可通过补充氟剂来满足身体对氟的需求。

（3）高氟对人体健康的危害。关于氟摄入对人体的影响，必须予以高度关注。经科学研究，人体每日氟摄入量一旦超过 4mg，便可能引发氟中毒的严重后果。长期摄取高氟可破坏造釉细胞，使其产生的牙釉质发生异常，进而引起牙釉质的发育异常，从而产生氟斑牙；氟、磷、钙等元素的正常含量会受到影响，甚至导致骨骼畸形、关节病变，严重者还会引起脊柱硬化或骨折。

另外，生活中的高氟会损伤肾功能，使结石发生率升高。据流行病学调查，在有氟病区，结石发生率显著高于无氟病区。原因在于，氟会促进胃肠对钙的吸收，使血中钙磷比增高，从而造成尿结石。此外，尿液中的 Ca^{2+} 浓度较高，氟与 Ca^{2+} 具有较高的结合能力，可在尿液中生成较难溶的氟化钙，从而导致结石的发生。

而且，高氟对肝脏和大脑都有损伤，对人体的免疫力也有一定的损害。吸入含氟氢、氟烷类的气体后，可引起中枢神经系统的眩晕、头痛、乏力；引起呼吸道黏膜、眼鼻炎症、溃疡、萎缩，严重的还会引起肺质纤维化。氟的过度摄取也会造成机体缺铜，引起氟中毒性贫血症，增加甲状腺肿大的发生率。

饮用水是机体最重要的摄氟源，而水氟值与氟病的严重程度有直接关系。为此，我们要特别注意水体中的氟化物浓度，关注对人类健康的影响，及时采取防治对策。

（二）氟对人体危害的预防措施

（1）为了防止或减缓地氟病的发病与发展，应加强对地氟病的宣传，使民众了解地氟病与人体之间的相互联系。防治氟病应从饮食等方面进行。一般认为蛋白质、钙、维生素 C、维生素 B_1 对预防氟中毒有一定的效果。尤其是维生素 C，可以帮助人体排出氟化物。但是，高脂食品会增加氟化物的摄取。

（2）对于低氟区，应根据当地实际情况，采取饮水加氟法。在日常生活中，要注意适当的应用含氟牙膏及含氟口香糖等防龋制剂。而对于高氟区，则应改水，或对饮水进行降氟。

（3）对食品及大气受高氟烟灰影响的地区，宜采取改变炉灶防治措施。

食品的储存与处理必须适当，以减少氟化物对营养物质的污染。在此期间，要转变不良的膳食习惯，如少喝高氟茶、少吃高氟食品。

第五节　硅与健康

从 20 世纪中叶起，人们就对硅的生理功能产生了浓厚的兴趣。1970 年，Carlisle 等人在离体试验中首次发现，在发育过程中，硅元素在幼鼠骨发育最旺盛的部位富集，并首次认为硅是机体必需的微量元素。接下来的动物实验也证明了硅元素对骨质的钙化速率有一定的作用。近年来，国内外学者对硅在机体中的分布规律、生理与化学效应及其对人类健康的危害，还有补硅的需要等问题进行了大量的研究。目前，众多科研证明，硅不仅是骨骼、软骨组织及结缔组织等组织发育所必需的微量元素，同时也是一种重要的微量元素。人类胎儿组织中含有 $18\sim180\mu g/g$，而成年人体内则含有 $23\sim460\mu g/g$。如果按 $260\mu g/g$ 的平均值来计算，70kg 的成人体内含有大约 18g 的硅，大约是他的重量的 0.026%。

一、硅元素与骨、软骨和结缔组织的新陈代谢

从 20 世纪 70 年代开始，人们就把硅作为一种重要的微量元素来看待。硅不仅在骨骼、软骨和结缔组织等器官的发育中发挥着重要的作用，而且与其他多种重要的生命活动密切相关。

（一）参与骨组织细胞的钙化性变化

Carlisle 等通过电镜观察，在小鼠及大鼠的骨组织中，观察到了大量的硅元素聚集。在骨矿化的初期，硅、钙的水平都比较低。但随着钙化过程的进行，两者均有升高趋势。其体内的硅元素浓度会随着骨骼的形成而降低。

Carlisle 等人在 1970 年首次采用显微成像技术，首次证实了硅元素在成体骨骼中富集，而这一部位与骨骼发育关系紧密。在幼鼠长骨和类骨组织

中，硅元素的浓度为 0.01%~0.06%，并且越靠近骨梁越高，可达到 0.12%。但是，钙的浓度却有不同的变化，从 0.06% 增加到 27.8%。在骨质疏松组织中，虽然有 15%~20% 的钙值，但硅的数量却很少。另外，在长骨干段的细血管中也含有硅，而没有钙。鉴于干骺端微循环中的新生血流侵袭会引起一系列的骨质改变，进而引起骨质疏松，故我们推测，硅素可能通过调控骨—骨小梁界面和新生血管内的硅含量，进而影响骨的钙化。

（二）参与骨、软骨基质与结缔组织的形成

硅能明显增加骨骼和关节软骨中的胶原蛋白，并使体内羟脯氨酸、总蛋白和非胶原蛋白的水平明显升高。脯氨酸羟化酶的活力能直接反映胶原蛋白的生成速率。我们前期研究发现，添加硅能显著提高鸡胚胎的骨骼细胞内的脯氨酸羟化酶活力，进一步证实硅参与了胶原蛋白的合成。通过 X 光显微镜观察，可以清楚地看出，硅元素是成骨细胞发育过程中必不可少的一种必需成分；我们前期研究发现，大鼠骨髓间充质干细胞（BMSCs）与钙、镁、磷等元素含量相近，并集中于成骨细胞的线粒体内。另外，硅可显著提高 BMSC 合成 ECM 的能力，提高其合成率，并提高多糖的含量。

二、硅素的摄取、代谢和分泌

在一些复合体如硅酸盐、二氧化硅中，硅作为一种有机体的结合态被输送到胃肠道。不同形态的硅素对机体的吸收效果有重要的作用。人类实验发现，单次高剂量服用铝—硅酸盐复合制剂，只有 10% 左右的被吸收，而同样浓度的水杨酸二甲三醇的吸收率却高达 70% 以上。

硅摄取量与尿液中的硅化物含量呈显著的正向关联。结果提示，尿液中的硅水平可作为评价消化道硅摄取量之参考，进而判定各种食品的硅吸收程度。

三、人体所需的硅与食品及其他资源

一般来说，一个人每日所摄取的硅化物含量应为 20~50mg。

机体摄入的硅元素以食物和水为主，但其摄入量与摄入的种类、数量、比例、加工程度等因素有关。一般来说，精炼工艺会使食品中的硅量减少。另外，在硬水中硅的浓度高于软水中硅的浓度。含有丰富硅质的食品有大米、全麦面包、面条等高纤维粗粮，还有根茎类蔬菜、绿豆、香蕉、葡萄干等。

四、硅元素与人体健康的需求关系

硅，过去被称为"矽"，在机体中主要分布于骨、肺、淋巴结、胰腺、肾上腺、指甲、毛发，特别是主动脉、气管、肌腱，都有相当高的水平。在人体的结缔组织中，如骨、皮肤中的硅含量是最多的。另外，在小动脉，角膜和巩膜中，也存在大量的硅质。特别地，大脑中的硅化物水平非常少，这很可能是由于"血脑屏障"的作用，它可以防止硅化物侵入大脑。

硅是一种重要的生理活性物质，可以经胎盘直接作用于胎儿。其在体内的存在形式包括硅石胶原、弹性纤维、非晶质连接体，以及多种酶类。硅对于人体的正常发育及骨的生成都有很大的影响。硅在骨质疏松的治疗中起着重要作用。研究显示，骨质疏松、指甲脆弱、肺病，以及那些发育迟缓的患者，其体内的硅水平则低于健康人的50%左右。

另外，硅尘与冠状动脉病变之间的联系也受到了人们的重视。硅可以提高血管弹性，尤其是在血管内弹性层，它可以构成一道屏障，阻止脂质侵入。所以，硅对动脉硬化有一定的保护效果。

第六节　锡与健康

锡（Sn）是人体生命活动必需的微量元素，也是人类最早发现的元素之一。经过科学研究表明，早在两千多年前，人类就已经开始使用含锡合金的工具。金属锡的用途广泛，其在人体内能够促进蛋白质和核酸代谢，有助于人体的生长发育。这一发现再次证明了锡在人类社会和生命科学中的重要地位。

一、锡在人体内的分布和代谢

（一）锡在人体内的分布和代谢

锡是一种重要的营养元素。在肝、肾、肺、脾、心、骨等器官中均有分布。成年人每天需要摄入 2~3mg 的锡，日常饮食和水中的锡就足够了。

有机锡进入人体的途径主要有三种：其一，通过消化道进入，这主要发生在人们摄取食物和饮用水时；其二，通过呼吸道进入，当人体呼吸时，可能会吸入游离的锡；其三，通过皮肤及眼结膜等部位进入机体。

（二）锡的吸收和排泄

锡的吸收主要通过胃肠道和呼吸道进行。在锡元素充足的生理状态下，额外补充的锡不易被身体吸收；而体内锡元素缺乏时，则会发生被动吸收。据专家们的观测资料显示，如果每天摄入 499mg 的锡量，那么排泄出来的就是 48.2μg，而尿液中则有 122μg。在当天只摄入 0.11mg 的情况下，其排泄率分别下降到 0.06mg 和 29μg。这些数据表明，锡的吸收与排出在体内维持着一种动态平衡。

二、锡的生理功能

（一）锡能促进生长发育

经过深入研究可以确定，锡与黄色酶活性之间存在密切关联，这种关联能够促进蛋白质及核酸反应，进而对动物的生长产生积极影响。事实上，无论是人类还是动物，其各种器官中都含有锡元素。而在此基础上，经动物实验证明，在含有单一氨基酸成分的日粮中，加入 1~2mg 的硫酸锡，可使小鼠的生长速度提高 60% 以上。这一增长归因于锡与蛋白质的结合，这种结合能够有效抑制蛋白质水解酶对锡的消化作用。此外，锡还直接参与了蛋白质的代谢过程，这对于动物的生长发育具有至关重要的促进作用。

（二）锡能影响血红蛋白的功能

已有研究表明，锡可有效地降低机体对铁的吸收及卟啉的合成，并可加速血红蛋白降解。这些作用将对血红蛋白的功能产生显著影响。

（三）锡能促进伤口的愈合

经过科学研究表明，锡在人体内扮演着多重角色。它能够有效地促进组织生长与创伤愈合，这一特性使锡在医学领域具有潜在的应用价值。同时，锡还参与能量代谢过程，对于维持人体正常生理功能至关重要。此外，锡还是肾血红素氧合酶的诱导剂，这一发现进一步揭示了锡在生物学领域的重要性。更有学者报道指出，锡元素与寿命之间存在一定的联系，这为进一步研究锡在人体内的功能提供了新的思路。

三、锡中毒

（一）无机锡中毒

人体在摄取或吸收过多的无机锡元素或锡化合物时，可能会呈现出中毒的迹象。这些中毒症状包括恶心、腹泻、痉挛、食欲丧失、胸部紧迫感、喉咙干燥以及口中出现金属味道等。除此之外，患者还可能表现出头疼、头晕、情绪焦躁不安，以及记忆力减退甚至丧失等神经症状。这些症状的出现意味着人体对锡元素的摄入已经超出了正常范围，需要立即采取相应措施进行干预和治疗。

在动物实验中，通过胃肠给动物锡盐，可以观察到一定的毒性反应，包括动物肝脏脂肪变性以及肾脏和心脏充血、出血等改变，这些变化可能导致生长停滞、贫血等症状。

在工业环境中，无机锡及其化合物所带来的危害，主要源于工人长期吸入锡的烟雾和粉尘，进而可能引发锡尘肺和锡沉着症等健康问题。

锡冶炼作业人员在长时间接触锡尘后，会引起咳嗽、气促等轻微的呼吸系统表现，同时还会导致肺通气能力下降。在肺部 X 线检查中，可能观察到肺门阴影扩大致密，重症病例两肺 X 线可能出现结片，而且可见胸膜增厚。

另外，锡尘沉着症是一种良性尘肺，其特点是患者在脱离锡尘作业后，肺部 X 线表现不再进展，而且很少合并肺结核。在临床上，症状通常较为轻微，病理检查肺部仅有锡沉着，而无明显纤维化。对锡作业工人进行病理检查发现，两肺淋巴结、肝、脾都可能有锡沉着，但临床症状一般不明显。

（二）有机锡中毒

大部分的锡类物质都具有一定的危害性，特别是具有一定的神经毒性。锡的生物活性与其表面所结合的金属元素的类型及含量密切相关。另外，以三乙基锡类为代表的有机锡类具有较强的神经毒性。

有机锡（OSn）中毒的主要症状有：大脑神经细胞发生了各种程度的变性改变，其中以脑白质区最为显著，会引起严重和普遍的脊髓病。因其对神经系统的损害，患者会出现头痛、头晕、健忘等症状。

（三）锡中毒的其他影响

锡及其化合物的毒性不仅直接影响人体健康，还会干扰人体对其他微量元素的正常吸收和代谢过程。具体来说，锡能够干扰人体对锌、铁、铜、硒等元素的吸收，从而影响这些元素在体内的正常生理功能。因此，我们需要高度重视锡及其化合物对人体健康的影响，采取必要的措施来降低其潜在风险。

四、锡中毒的防治措施

（1）炼锡厂、化工厂等生产单位必须与食品加工厂及居民区保持一定距离，确保生产活动不会对其造成直接影响。对于炼锡厂及大量使用锡及其化合物进行生产的单位，其排放的含锡废水、废渣、废气必须经过严格处理，达到相关环保标准后方可排放，以保障环境质量和公共安全。

（2）炼锡厂的炼锡、粉碎等工序必须实现机械化和密闭化，防止烟尘逸出对环境造成污染，危害人体健康。同时，必须加强个人防护措施，确保工作人员的安全健康，并定期进行体检，及时发现和处理潜在的健康问题。

（3）有机锡农药属于有毒有害物质，必须严格保管，防止误食和滥用。

对于存放和使用该农药的单位和个人，必须加强安全意识和操作规范，确保不会对人体和环境造成危害。

（4）不宜用镀锡容器储存食物。

五、锡的食物来源

动植物食物中均含少量锡，谷物的麸糠中锡含量较高，其他如小麦面粉、蚕豆、绿豆、芝麻、葵花籽、山楂等。

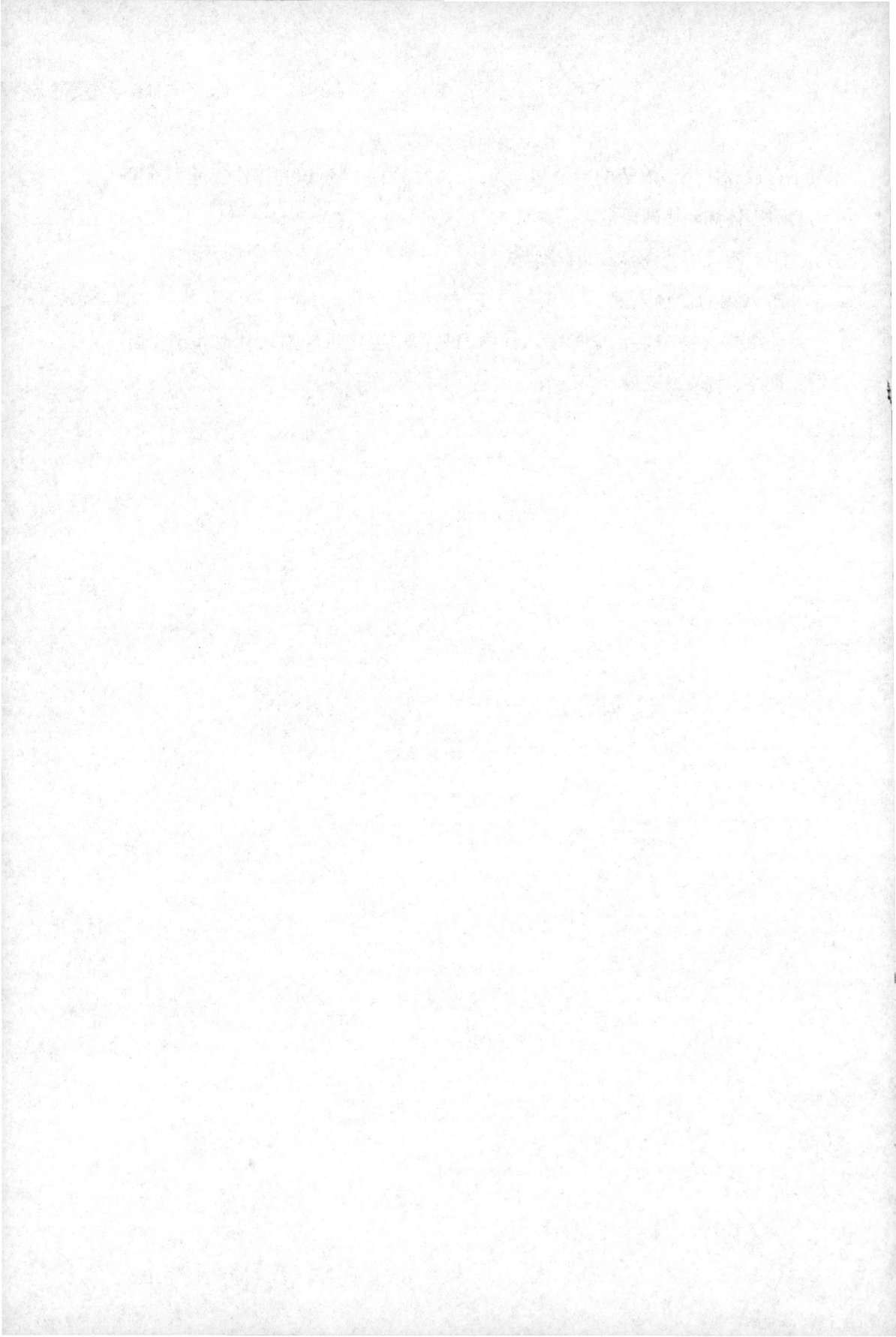

第十一章
锶、锂、锗、镓、硼与健康

第一节　概述

近年来的科学研究表明：锶、锂、锗、镓、硼等微量元素对人体健康具有重要的生理功能。本书就这些微量元素的分布、生理功能、中毒症状及防治措施作简要综述。

一、锶、锂、锗、镓、硼在人体内的分布和代谢

锶：锶在人体内主要分布于骨骼、肌肉、肝脏等组织。锶可通过食物和饮水摄取。

锂：锂在人体内主要分布于脑、肾脏等组织。锂可通过食物和饮水摄取。

锗：锗在人体内的含量较低，主要分布于肝脏、肾脏等组织。

镓：镓在人体内主要分布于肝脏、肾脏等组织。

硼：硼在人体内主要分布于肝脏、肾脏等组织。

二、锶、锂、锗、镓、硼的生理功能

锶：锶具有促进骨生成、抑制骨吸收的作用，有助于维持骨密度。此外，锶还具有抗炎、抗氧化等作用。

锂：锂具有调节神经系统功能、稳定情绪的作用，可用于治疗抑郁症、双相情感障碍等精神疾病。

锗：锗具有抗氧化、抗炎、抗肿瘤等作用，有助于提高免疫力。

镓：镓具有抗病毒、抗肿瘤等作用，可用于治疗肝炎、胃癌等疾病。

硼：硼具有抗炎、抗氧化、抗肿瘤等作用，有助于提高免疫力。

三、锶、锂、锗、镓、硼中毒的症状及防治措施

锶中毒：锶中毒可导致神经系统损伤、肝脏损伤等症状。预防措施包括避免过量摄取含锶食物。

锂中毒：锂中毒可导致腹泻、恶心、呕吐等症状。预防措施包括定期监测锂水平，遵循医生建议使用锂盐。

锗中毒：锗中毒可导致头痛、乏力、食欲缺乏等症状。预防措施包括避免过量摄取含锗食物。

镓中毒：镓中毒可导致肝脏损伤、肾脏损伤等症状。预防措施包括避免过量摄取含镓食物。

硼中毒：硼中毒可导致神经系统损伤、肝脏损伤等症状。预防措施包括避免过量摄取含硼食物。

四、锶、锂、锗、镓、硼的食物来源

锶：富含锶的食物包括豆类、坚果、茶叶等。

锂：富含锂的食物包括海产品、茶叶等。

锗：富含锗的食物包括谷物、蔬菜、水果等。

镓：一般情况下，镓在食物中的含量较低。

硼：富含硼的食物包括水果、蔬菜等。

总之，锶、锂、锗、镓、硼等微量元素对人体健康具有重要意义。合理摄入有助于维护人体健康，而过量摄入则可能导致中毒。因此，了解这些微量元素的生理功能、中毒症状及防治措施，有助于保障人们的身体健康。

第二节 锶与健康

一、稳定性锶与疾病

秦俊法综述了稳定性锶（Sr）在治疗某些疾病中的作用，摘编于此。

（一）骨质疏松

骨质疏松是骨量减少、骨组织结构受损、骨折危险性增大的疾病，多发生于老年人。

Shorr 等首次用乳酸锶 6.4g/d（含 1.75g 锶）治疗，多数患者骨疼痛明显减轻，并证明可长期耐受该药。后来在 30 年间有人用相同方法治疗骨质疏松两千多例。鉴于锶的生化研究成果及临床效果，锶剂被认为是治疗骨质疏松的对策之一。

（二）骨折

骨折之后机体微量元素发生变化，治疗骨折的措施强调钙剂。但实验研究发现，骨痂中钙的代谢保持稳定，这说明骨折愈合过程不只是与钙有关。还观察到骨折后骨痂中锶含量发生很大变化，这提示骨折的愈合过程需要补充锶。

（三）龋齿

已知锶对牙齿的健康有重要影响，牙釉质中锶的含量是接触环境中锶的直接反映。锶加氟处理更具保护作用。锶的抗龋作用主要是锶在牙釉质形成期通过与钙的竞争而进入牙釉质。

（四）恶性肿瘤

已证实癌症患者体内锶含量发生变化，即锶明显降低，如白血病患者发锶仅为对照的 46%，肺癌患者为对照的 62%。锶与癌症的负相关关系已得到证实。

一些抗癌类植物药中锶含量显著高于其他类药。如专门培育的香菇菌丝体提取而成的抗艾滋病药 LEM-HT 中，锶含量高达 664.3mg/g，它能刺激巨噬细胞和改善白细胞介素 -1 活性，有效地抑制艾滋病病毒感染。每日 6g，30 天显效。

骨转移性癌可用碳酸锶 350~700mg/d，或葡萄糖酸锶 188~290mg/d。Skoryna 治疗 14 例，证明经 3 个月至 3 年锶治疗，除 1 例外，其余骨疼显著减轻，不易骨折，软骨损伤，全部或部分矿化。同时投用锶和加抗雌激素或雌激素，转移性骨损消失更加明显。

二、放射性锶与疾病

锶与细胞结构和功能，与心血管的结构与功能，与骨骼和牙齿，与神经系统调节均有密切关系。放射性锶在骨病、龋齿、癌症、心血管病、神经疾病等具有潜在的应用价值。秦俊法对放射性锶与治疗转移性骨痛作了综述，摘编如下。

（一）癌症引起的转移性骨破坏

若干癌症的病灶可转移到骨中，普遍引起疼痛（约 75%）。骨转移又容易造成病理性骨折、行走困难、神经压迫及高血钙症。

（二）治疗转移性骨痛的放射性药物

止痛有药物疗法和外照射法，有些药物疗法，长期使用会产生依赖性与耐药性及其他副作用。局部照射 80% 可缓解。全身性放射性药物疗法可提供更全面、更长期的缓解，是最有希望的止痛法。放射性药物主要有 ^{32}P、^{89}Sr、^{153}Sm、^{186}Re、^{117}mSn。

（三）^{89}Sr 治疗转移性骨痛

临床试验表明 ^{89}Sr 治疗有如下优点：

（1）疼痛缓解率高。

（2）胃肠道毒性或骨髓压抑较其他放射性药物小。

（3）治疗简单、安全。

（4）总治疗费用相对较低。

第三节　锂与健康

一、锂与人体健康概述

锂是 1817 年由瑞典的阿仑尼乌斯首次发现的最轻的金属元素。锂在地壳中含量约为 50μg/g，锂通常不以元素状态存在，而是以化合物的形式出现在一些矿石中。城市供水中锂含量通常为 2μg/L。锂可在咸水中因蒸发而浓集。经研究表明，西藏高原的咸水湖地区是世界上最大的锂储存地。此外，安第斯山、非洲山谷这些地区的锂储量均居世界前列，具有重要的战略和经济价值。植物中含量波动大，而在卷心菜、无头甘蓝、甜菜、菠菜、洋葱和红葡萄中锂含量较高，有人报道植物中，锂在芹菜中含量最高（6.6μg/g 干重）。

锂与其他碱金属钠、钾、铷等，尤其是钠，在化学性质和能源性质方面具有许多的相似性，使它们能够相互取代。锂处在元素周期表中的第二周期，原子量只有 6.94，是最轻的金属，比氮和氧还要轻 1/2 多，锂对生命活动有着极为重要的作用。锂与体内有重要意义的钠、钾、钙、镁、铁等的关系也非常密切，对机体的代谢能产生多种影响。

（一）锂对人体健康的影响

1. 锂对水电解质代谢组织兴奋性的影响

关于人红细胞膜上是否存在锂泵的问题存在不同观点。目前已有学者提出，红细胞表面的确有一种类似钠和钾泵的"锂泵"，它是调控细胞内锂离子平衡的重要机制。但是，也有学者认为，没有特定的锂泵，只有通过胞外钠离子的运输才能发挥作用。

锂离子能改变细胞膜的通透性、降低受体的敏感性、抑制神经冲动传导过程，从而降低细胞的兴奋性。因锂有类似钾钠的某些性质，以致干扰钾、钠依赖性酶，引起钾钠及水的代谢分布的改变。锂可降低肾小管重吸收钠，使钠的排出量增加，失钠时肾小管对锂的重吸收增加，从而进一步促使钠的丢失，致使细胞外液钠减少（Goodnick，1981）。锂在体内可以代替钠，使钠进入细胞内而钾却从细胞内到细胞外，造成血钾升高，而细胞内钾则减少。

2. 锂对环腺苷酸（cAMP）的影响

锂能抑制腺苷酸环化酶，使 cAMP 水平降低。血中 cAMP 浓度的变化，对细胞内代谢及钙、磷代谢有着极为重要的作用。体内 cAMP 含量变化是锂对电解质、糖代谢的影响或对神经递质的影响而产生的。

3. 锂对神经递质的影响

锂抑制腺苷环化酶，致使 cAMP 生成减少，即降低受体对去甲肾上腺素的敏感性，使脑肾上腺素系统功能减弱。此作用可能是对电解质、钙和镁相互作用的结果；也可能是由于锂抑制肾上腺素的释放，间接影响了环化酶的激活作用。

锂盐对躁狂症的治疗作用为使钙回收加强和更新加快，从而减少中枢神经系统儿茶酚胺的含量。锂能促进突触部位去甲肾上腺素减少，有利于纠正躁狂症的儿茶酚胺含量过度。锂盐的抗躁作用可能与降低多巴胺受体的敏感性有关，还可能与 5-HT 的更新、合成有关，但到目前为止尚无圆满的解释。

锂能够影响中枢神经系统内神经递质的合成与释放过程，进而对高级神经系统功能产生调节或改变作用（Bryant 等，1986 年研究指出）。

4. 锂对 DNA 聚合酶的影响

锂能抑制 DNA 聚合酶，有可能导致遗传异常（Lazarus，1974）。

5. 锂的抗病毒作用

英国学者 Beards ley（1988）报道，锂有抗病毒作用。

6. 锂对生物膜的影响

锂是一种生物添加材料，会参与到细胞的各种膜结构中去，增强生物膜的稳定性。

7. 锂对心血管系统的影响

据 1977 年苏联学者所发表的研究报道指出，锂元素能够引发多种动物心肌不应期的变化，心律减缓。治疗剂量的锂可以引起可逆性心电图改变。主要包括 T 波扁平，Q-T 间期延长，偶尔还会出现心律失常（Mitchall，1982）。

8. 锂对内分泌系统的影响

甲状腺：锂抑制 T_3 和 T_4 的生成或释放。服锂后 T_3 和 T_4 降低，血清蛋白结合碘（PBI）减少，于是出现负反馈，继发 TSH 的生成或释放增加，血 TSH 升高，刺激甲状腺增生，从而导致在碘不足的情况下发生甲状腺肿（Marlen

Foss，1980）。因为锂可使甲状腺功能减退，因此锂可用于治疗甲状腺功能亢进、甲状腺癌等疾病（Lazarus，1974）。也有人报告，少数病人服锂后可发生甲状腺功能亢进。

胰岛：治疗剂量的锂可引起糖代谢的变化，但其变化在各学者的报告中很不一致。治疗剂量的锂有人认为可降糖（Graze，1981），或致糖尿病（Mannisto，1980），或者认为血糖无改变（Jonderko，1982）。Mannisto 指出，锂的短期和长期作用机制存在差异。此外，锂不仅具有细胞层面的作用，还具备直接的激素样效应，这些效应之间存在相互拮抗的关系，可能导致血糖水平上升。虽然有些时候，锂盐能使人的血糖下降，但是也有可能会引起糖尿病。然而，上述两种治疗方式之间的相互关系究竟与锂用量、治疗周期、类型和个体的不同有何关系？在最近的动物研究中发现，锂盐不仅能改善机体的胰岛素抵抗，还能改善机体对胰岛素的依赖，同时还能促进机体对胰岛素的耐受，但其机制尚不清楚。

（二）锂的临床应用

1. 消化系统疾病

锂盐可用于治疗胰源性腹泻综合征。该病是因为环腺苷酸增加而引起肠分泌亢进而发生。锂能抑制多种神经介质和刺激引起的环腺苷酸增加而起治疗作用。

2. 肿瘤

比利时波尔代研究所在地的实验结果表明，碳酸锂可以清除骨髓中的癌细胞，而对正常细胞无杀伤作用。

锂盐可抑制小鼠的黑色素瘤，若与 LAK/IL-2 合并使用，效果更为显著（蔡东波等，1994）。达万明等（1984）用锂与化疗合并治疗了 21 例淋巴瘤患者，可明显减轻化疗对患者粒细胞的抑制，使粒细胞数量有所增加。

3. 糖尿病

1924 年胰岛素问世前，Weiss 报道锂有降糖作用。黄列军等研究表明，锂治疗后糖尿病患者的血糖、尿糖均降低，与降糖药合用效果更明显；血浆胰岛素、C肽浓度均下降，胰岛血糖素无变化；红细胞膜上胰岛素结合位点数增加，亲和力却降低；血T_3和T_4皮质醇等胰岛素拮抗激素浓度降低。

锂有胰岛素样作用，这主要是通过酶来实现的；还与锂对糖原合成的促进作用有关。但锂的降糖作用与胰岛素的合成、分泌无关。经过严格的动物实验验证，锂具有类似胰岛素的生理作用，并能有效恢复和提高机体对胰岛素的敏感性。随后的临床试验进一步证实了锂在抗糖尿病方面的积极作用。

4.抗利尿激素分泌异常症（SIADH）

碳酸锂治疗SIADH疗效迅速，治疗时不需限制液体。

5.临床常用锂制剂

临床上常用碳酸锂，也有用枸橼酸锂液体制剂。氯化锂、溴化锂、碘化锂溶解度高。

锂吸收后组织中浓度低于血液，甲状腺和唾液中浓集，少量在骨骼中保留几个月，少量从汗液、唾液、精液和粪便中排出。

（三）锂缺乏与锂中毒

1.锂缺乏

目前尚未见人类锂缺乏的文献报道。有关文献归纳了动物锂缺乏症的体征。如生育力减弱、出生体重减轻、寿命缩短。大鼠锂缺乏时，表现为生殖力降低、出生体重减轻、窝小、断乳时体重低，导致缺乏的摄入量范围在0.6~1.5μg/kg。人的膳食中锂的主要来源为蛋、肉、加工肉、鱼、奶、奶制品、土豆、蔬菜（含量有地区差异）等。

2.锂的副作用及毒性反应

锂的治疗域和中毒域安全范围小，锂的疗效浓度范围较窄，故容易发生毒副作用。

服锂时胃肠道会出现不良反应，常见的有胃部不适、上腹饱胀、腹痛、呕吐、厌食和腹泻。锂的碱溶液有强烈的刺激和腐蚀作用，误服时可引起口腔、食道和胃的炎症，吞服后即刻出现呕吐和剧烈的疼痛，若浓度高时，往往会造成胃穿孔。

锂中毒时，起初出现表情淡漠、懒惰、注意力不集中、瞌睡、思维缓慢、智力下降、无规律的肌肉震颤，并伴有激动不安、肌强直的共济失调、恶心呕吐，其后可出现反射亢进、痉挛、严重的知觉迟钝，甚至昏迷、癫痫发作、尿闭、循环衰竭、高热，以及可伴有脑出血、电解质紊乱等。

二、锂与糖尿病

锂剂能够影响葡萄糖的代谢。在氯化锂的作用下，大鼠肝脏中的肝细胞糖原合酶被激活，且此激活过程呈现出明显的时间及浓度依赖性。锂盐对糖原合酶的激活作用在胰岛素的存在下会得到进一步加强。锂在糖原合酶的激活过程中扮演着关键角色，在钙离子存在的情况下，该酶的活性会得到进一步提升。在体外培养环境中，锂能够激活细胞内的糖原磷酸化酶，且这一过程通常依赖于细胞内 Ca^{2+} 的浓度，Ca^{2+} 的加入能够增强这一效果。在无葡萄糖条件下，锂盐能够同时激活糖原合酶与磷酸化酶。当有葡萄糖供应时，细胞内储存的葡萄糖含量增加，这是由于葡萄糖能够拮抗锂对糖原磷酸酶的激活作用，进而促进肝糖原的合成。但是，若培养基中含有乳酸和丙酮酸等糖异生产物，则这一过程不会受到影响。在此过程中，尽管锂盐激活了糖原合酶，但同时也激活了糖原磷酸酶。此外，锂盐还能够通过调节肝细胞内磷酸烯醇型丙酮酸羧激酶（PEPCK）的表达来影响细胞内葡萄糖的合成。

第四节　锗与健康

锗（Ge）是一种具备广泛生物活性的微量元素，其对人体健康的益处已在近年科学研究中得到验证。这些益处包括抗肿瘤、抗炎症、抗病毒及抗衰老等重要的生理作用。瑞典及美国的研究表明，有机锗可用于治疗恶性淋巴瘤、子宫癌、黑色素瘤等，效果良好。

一、锗的生物学作用和生理功能

经过广泛而深入的动物实验与临床研究，已确凿证实有机锗与生命活动之间存在着紧密的关联。其独特的抗氧化特性使其在营养食品领域具有广阔的应用前景，正逐渐受到医药界和营养界的广泛关注与重视。

（一）锗对机体的调节作用

日本水岛等学者曾对 Ge-132 在机体内的免疫调控功能做过较多的研究。研究表明，Ge-132 不但具有增强机体免疫力的作用，而且具有一定的免疫调控作用。Ge-132 具有抗肿瘤、抗高血压和抗衰老的作用，其作用机制与其激活的天然杀伤细胞（NK）有关。目前，国内已有学者尝试利用有机锗治疗艾滋病。

（二）锗的抗肿瘤效应

锗能诱发干扰素，活化负责保卫身体的细胞，从而调节免疫系统，故此对治疗各类型癌症都有显著效果。螺锗，一种新型的非骨髓抑制性抗肿瘤药物，对淋巴瘤等多种恶性肿瘤的治疗均展现出显著效果，其独特的优势在于毒性较低。此外，螺锗在治疗由骨髓、器官移植引发的自身免疫性疾病方面也显示出其潜在的医疗价值。在体外实验中，螺锗对 Hela 细胞、K562 细胞等多种瘤株具有杀伤作用，显示出其强大的抗肿瘤活性。同时，螺锗与 5-Fu 或顺铂等化合物能够产生协同作用，进一步提高其疗效。在日本、美国、瑞典的第一阶段和第二阶段的临床试验证明它可以治疗恶性淋巴瘤、结直肠癌；在临床上，用于治疗宫颈癌、前列腺癌、黑色素瘤等都有很好的效果。王雪和关烨等对螺锗的合成方法及其药理作用进行了深入研究，为螺锗的临床应用提供了重要的理论依据。

（三）锗的抗脂质过氧化作用

据白明章等报道，Ge-132 具有抗氧化作用，能够显著清除自由基。高琦等的研究也表明，有机锗可以显著提高超氧化物歧化酶的活性，同时清除超氧化物，从而有效降低脂质过氧化酶的活性，显示出有机锗的抗脂质过氧化作用。

人体新陈代谢时，会有大量的自由基生成，例如，超氧负离子和羟自由基。有机锗可增强机体中的 SOD 活力，将过氧化物中的 ROS 转变成自由基和过氧化氢。在此基础上，将 H_2O_2 进一步水解，消除其对细胞的伤害，进而抑制其老化进程。这些发现为有机锗在医学领域的应用提供了有力的科学依据。

（四）锗与其他元素的关系

通过一系列的动物试验，发现锗与硒、锌具有明显的增效效应。若在微量元素中加入适当的硒，则具有预防和治疗动脉粥样硬化的作用。同时，锗配硒还具有抗肿瘤、防治肝脏疾病、抗衰老等功效。

二、锗的食物来源

锗元素在多种植物中均有存在，但其含量相对较低。值得注意的是，尽管含量有限，一些特定的滋补药材如人参、灵芝和枸杞等却含有丰富的锗元素。此外，香菇、绿豆及茶叶也是锗的良好来源。

国内对锗的研究，已取得了显著成果，并已与国际先进水平保持同步。锗作为一种对生命有益的微量元素，在疾病的预防与治疗、营养与保健等方面均发挥着至关重要的作用。特别值得一提的是，有机锗化合物，尤其是 Ge-132 的螯锗，已展现出在抗癌领域的巨大潜力。

第五节　镓与健康

一、镓（Ga）的理化性质

镓为硼族元素 Ga，有 20 种放射性同位素。金属镓为银白色，熔点为 29.78℃，放在手中即可溶化，沸点高达 2403℃，因而液态镓的稳定范围很大。镓有光泽，但由于表面容易形成氧化镓膜，可迅速失去光泽。在高温下，镓对大多数金属有腐蚀作用，仅能用钽、钨、石英、石墨、矾土及一些难溶的氧化物盛装。镓由液态变为固态是热缩冷胀，成为固体时体积会膨胀3.1%。

镓是一种罕见的弥散元素，在天然环境中含量较低。在真空中液封可作为高温温度计。高纯镓与砷、锑、磷形成的金属化合物是新型的半导体材料。

镓可与酸性物质产生化学反应，生成各种镓盐，如硝酸镓、氯化镓、硫酸镓等。该类化合物是一类重要的化学合成材料，具有重要的科学意义和潜在的应用价值。

二、镓与疾病治疗

（一）镓的抗癌效果

Hall 等（1979）将硝酸镓酸钠用于 8 例难以根治的播散性肿瘤病人的一期临床研究。

为了降低镓的毒副作用，Collery 等（1989）对 18 例非小细胞肺癌病人进行了 800mg 的氯化钙灌胃，并于服药后 1~6h 采血，经 800mg/d 的 $CaCl_3$ 治疗 15d，血液 Ga 维持在 $274 \pm 167\,\mu g/L$。在 45 名肿瘤患者中，以 $GaCl_3$ 100~1400mg/24h 给予 15d，通过一系列的试验，证实了该药物对肿瘤患者的治疗作用。同时，血清中镓含量也随之升高。然而，当剂量达到 400mg/d 后，即便继续增加剂量至 1400mg/d，血清中镓的浓度也不再增加。这表明，每天摄入 400mg 的 $GaCl_3$ 能够被活跃的癌细胞所吸收，而不会给肾脏和血液系统带来毒性影响。如果这种物质能够与其他抗癌药物结合使用，有望展现出更加显著的抗肿瘤效果。

（1）镓盐对小鼠 S180 肉瘤的防治效果。皮下接种 S180 的小鼠，用 $GaCl_3$ 灌胃 2 周后，瘤体重量为 0.356g，较对照组 1.006g 显著减少，t 值为 6.588，$P<0.001$，差异极为显著，实验组瘤体周围被结缔组织包围，较硬，可防止癌

细胞扩散和易进行外科手术。

（2）镓盐对癌细胞作用的形态学观察。传代培养的 MGc80-3 人胃癌细胞，加入 $GaCl_3$ 200 μmol/L48h 后，有癌细胞死亡，背景有细胞残屑，细胞不能融合成单层，胞浆内出现许多颗粒和空泡，中性红染色黏液颗粒减少。研究表明，400 μmol/L 胃癌组织中肿瘤细胞比其他模型组更加稀少，胞质中的黏液粒数目显著下降，细胞核固缩，细胞碎片增加；而且，它的背景更加模糊，伴随着许多死去的癌细胞。用电子显微镜对该细胞作了深入的研究，发现对照组的胃癌细胞经放大 6000 倍后，其表面有许多细密、细长、笔直的绒毛样突起物和嵴状突。但添加 $GaCl_3$ 后，上述突起物显著降低或完全消失，被许多致密的小泡所取代；局部还可产生较大的气泡。这些结果表明，$GaCl_3$ 对胃癌细胞的生长和形态都具有显著影响。

（3）镓与癌细胞凋亡。Haq 等于 1995 年在人的白血病细胞系上进行了体外培养。用 50 μmol/L $GaCl_3$ 连续孵育 48 h，100x 光镜下可见显著的细胞凋亡，其中以染色体凝集、核碎裂为主。杨晓霞等人在 1997 年进行了镓对人胃癌细胞 MGc80-3 的体外诱导凋亡效应研究，发现用 3'端的端粒酶染色后，在加氧条件下，凋亡的细胞数目明显增加。具体而言，对照组凋亡细胞数量为 0.51 ± 1.08 个，10 μmol 镓处理组为 2.15 ± 2.01 个，而 200 μmol 镓处理组则为 3.22 ± 2.06 个。这一结果提示，镓诱导的细胞凋亡作用与其剂量之间存在正相关关系。

（4）核素镓在肿瘤诊断上的应用。早在 1949 年，Dudley 应用 72Ga 在兔、犬身上进行实验，看到放射自显影图片 72Ga 沉积在骨样组织，尤其浓积在年轻动物的新生骨活性区。放射性 72Ga 半衰期为 14.3h，而核素 76Ga 半衰期为 78h，为低能量放射性核素，对机体损害较小。1986 年，Edwardys 和 Hayes 报道了 67Ga 作为扫描药物，检测人体不同种类的肿瘤，67Ga 能被肿瘤摄入和积聚。网状细胞肉瘤，淋巴瘤和低分化腺瘤一致为阳性结果，并发现 67Ga 存在活肿瘤中最多，在纤维变性和坏死肿瘤中较少，放疗或化疗后参与降低，与动物试验结果一致。苏州医学院许志祥等（1993）用4种不同方法诊断。结果如表11-1所示。

表 11-1　4 种方法对肺部病变诊断结果

方法	例数	灵敏度 / %	特异性 / %	准确率 / %
67Ga–Cit	58	84.8	80.0	82.8
X– 胸片	58	71.0	89.4	77.0
X–CT 肺扫描	42	90.9	65.0	78.8
光纤支镜	36	58.3	91.6	69.1

由表 11-1 可以看出 67Ga 诊断准确率最高，尤其适用于以下情况：一是病变多发生在心脏后方，即近横膈或肺顶部，X 线上不易检出。二是胸腔内有大量积水，当肺部被挤压的时候，X 线检查不出病变。三是肺癌放化疗后，肺组织纤维化，X– 胸片、X–CT 很难发现是否复发，而 67Ga 可以明显鉴别。

（5）镓与周期表 III A 族元素抗癌活性比较。1969 年，Rosenberg 等报道了顺铂化合物作为强有力的抗癌药物，同年 Edwards 也报道了 67Ga 定位在非骨性肿瘤，Ga 能亲和多种癌症组织，在正常组织中无定位效应。有学者用 $GaCl_3$ 口服液，研究了镓、硒与锗的抗癌关系，也显示出积极意义。

（6）镓盐抗癌的机理。

机理之一：干扰肿瘤细胞对铁的摄入，阻滞其增殖。镓是亲铁、亲硫、亲氧元素，1980 年，Larson 等用小鼠 EMT–6 肉瘤细胞体外培养，观察对同位素标记的 67Ga 和 59Fe，发现肿瘤摄入镓和铁时，是通过转铁蛋白受体同一途径，故提出了"镓转蛋白受体假说"。包括以下几点：一是静注 67Ga 与 TF 结合，运送至肿瘤区；二是转铁蛋白在接受铁同时也接受镓；三是 TF 结合镓，由吸附内吞进入癌细胞，并浓集于溶酶体内；四是活跃的镓取代铁，造成癌细胞缺铁而停滞或减缓增殖。

机理之二：镓对肿瘤 DNA 的四种前体的合成降低 50%，镓抑制核苷酸还原酶有两种途径，首先镓在细胞膜表面转铁蛋白抑制了细胞对铁的摄入，随后减少了核苷酸还原酶 M_2 亚基铁的利用，而加入硫酸铁铵可以恢复；其次是镓直接抑核苷酸还原酶的活性，使癌细胞 DNA 合成受阻。

（7）镓与其他抗癌药物的联合应用。①镓与干扰素的协同作用。干扰素（IFN）是由细胞诱导产生的一类高活性、多功能的蛋白质。细胞实验证实，单独用镓或 α–FN 抑制癌细胞的效果稍差，而二者联合应用，肿瘤细胞大量被抑制，此两种药物协同作用没有叠加毒性，为癌症患者的临床应用提供了依据。②硝酸镓和羟尿素联合治疗难治的非何杰金氏淋巴瘤。对 14 例 III~IV 期淋巴瘤病人，给予 GN200~350mg/（m²·d），羟尿素 500~1000mg/m²，分四种剂量治疗七天，14 例中有 6 例肿瘤退化，4 例效果较小，突出的毒性是贫血，肾毒性是可逆的，二者合用淋巴瘤显著有效，即便老年人也有好的耐受性。③采用长春碱、异环磷酰胺及硝酸镓 VIG 三种药物联合治疗转移性尿乳头癌（MUC），旨在通过综合作用，最大限度地提高治疗效果，并降低不良反应对患者的影响。这一治疗方案在遵循严谨、稳重、理性的医学原则下制定，经过官方认证，确保患者的安全与治疗效果良好。治疗期间持续监测患者反应，并根据需要进行调整，以确保最佳治疗效果。④顺铂 Cis-CDDP、依托泊苷 VP–16 和氯化镓 $GaCl_3$ 联用治疗肺癌。患者分为两组，对照组 9 例，用 CDDP 和 VP16 治疗；另一组除上述药外，加 $GaCl_3$400mg/d，连服 5d，4 周为间隔。三个疗程后，服 $CaCl_3$ 组有 5 例好转，对照组则无。Collery（1991）对 12 例不宜手术的肺癌患者用 CDDP、VP16.GC 联合治疗，化疗三个疗程后，9 例非小细胞肺癌患者中有 5 例好转，其中有 4 例瘤体缩小 50% 以上，1 例完全好转。

综上，镓与其他抗癌药物的联合应用可以增加疗效。

（二）镓盐治疗骨病

早期镓在治疗癌症时，常发生低血钙症，因此才注意到镓与骨和矿物质代谢，随后 Warrell 等（1983）报道 GN 具有抗肿瘤作用，并可显著降低骨质疏松患者的骨质疏松程度，从那时候起，GN 的研究蓬勃发展。

（1）体外研究 L 观察到 5~10μg/mL 深度的 GC 能显著抑制骨钙释放，

P<0.025，镓抑制骨再吸收的作用，在一般剂量上未发现 Ga 对骨细胞的毒性作用。

（2）动物体内研究：给大鼠皮下骨粉 50mg，给镓组 21d 后，矿物含量为 6.7mg，对照组为 3.6mg，钙含量 Ga 组为 1.72mg，对照组为 1.37mg，差异显著。

（3）镓在骨中代谢缓慢：血浆中 Ga 由 4.5μg/mL 经 65d 后基本降解完，而骨中 Ga 经 65d 后仍有 2μg/mg，可以证实 Ga 有骨中沉积，缓慢释放，并参与骨代谢。利用 X 射线显微镜（目前已经达到微米量级）观察到，镓在体内富集，主要集中于骨组织中的代谢与基质转化活动最活跃的部位，也就是骨膜与外膜处。镓也可在骨骼代谢中积累。在这一进程中，镓替代了骨骼中的锌或者铁等金属，起到了特殊的作用。

（4）镓对骨羟磷灰石的影响：镓在骨中沉积，给镓的骨粉用红外线光谱分析，提示骨中碳含量减少，骨料羟磷灰石溶解度降低，在酸性溶液中，添加镓组的骨渣溶解速度明显低于对照组，但其骨骺段骨密度增加，钙磷含量也增加。

（5）镓增加骨中 I 型胶质和纤维结合素 mRNA：镓对代谢性骨质疏松有独特疗效，其机理之一是通过刺激破骨、成纤维细胞，使其发生变化，从而增加骨量。

第六节　硼与健康

硼以化合物的形式普遍存在于自然界中。河水、植物、动物和人体中均含有硼。

植物通过根系从土壤中摄取硼，是维持其正常生理功能的关键。硼可以提高植物对蔗糖的转运能力，对脱氢酶、果胶酶及蔗糖代谢酶等有一定的作用。此外，在植物的生育器官中，硼也起着重要的调控功能。如油菜、甜菜、棉花、甘蓝、番茄、苹果、柑橘、木瓜等农作物在缺乏硼素时，不仅会影响其生长发育，还会导致其品质下降。

人体及动植物均可从农作物及动植物中摄取硼，故人体及动植物均有痕量检出。最近的研究发现，人类与动物均需硼。体内硼元素被迅速吸收而排泄缓慢，82%~100%由尿液排泄。但对其能否为人类所必须的营养物质，至今尚有很大争论。

应该指出，硼、硼酸、硼砂是一种可蓄积的低毒的无机化合物。用硼砂灌胃后，小鼠的半致死剂量 LD_{50} 是 2~5.33g/kg，而硼酸盐的 LD_{50} 是 2.66~3.45g/kg。长时间接触含硼元素会引起神经衰弱、关节疼痛。如果长时间吃了含有硼酸盐或者硼砂的食物，或者是长时间小剂量地错误服用了这种含有硼的药品，那么就会出现食欲缺乏、恶心、呕吐等胃肠道刺激和皮肤干燥等表现。

虽然在一些行业中，硼是有毒的，但是它在生物医学中的重要性是不可忽视的。由于硼还参与了多种生理过程，维持适当的硼元素水平对于人类的身体健康非常重要。

身体需要适当的硼来保持身体的健康。特别是绝经后女性，每日适量摄入硼元素，可降低钙的损失，防止骨质疏松。另外，对于 40 多岁的女性来说，为了保持骨质的健康，应该适量吃一些富含硼的食品。

第十二章
稀土元素与健康

第一节 稀土元素的特点

稀土元素包括镧、铈、镨、钕、钷、钐、铕、钆、铽、镝、钬、铒等。从 20 世纪 60 年代开始，人们在不同的生态系统中以及不同的生物种群中发现了 Tm、Yb、Lu、Sc、Y 等 17 种不同类型的稀土元素以及它们之间的结合。已有研究表明，珠江三角洲裸露土地上的沉积环境及红树植物的生物地球化学特征均与上述环境因子密切相关，并已被证实在重金属环境和生物癌症中均含有稀土元素。另外，在生物光谱的遥感研究中还可以找到一些新的证据。近年来，我国逐渐形成了以稀土植物学和生态学为特色的学科。

通过对各种环境材料的光谱分析，发现了人量的矿物、土壤和水体中含有大量的稀土元素。另外，我们还从不同层次（器官、组织、细胞）中检测到了不同浓度的稀土元素。其中，以藻类、地衣和真菌为主；在蕨类、种子植物（裸子和被子植物）中发现了大量的稀土。在畜类界，从猪、鱼、鸡、鹅、鸭、虾，到螃蟹和一些昆虫，尤其是鱼肉、肝、鳃；而且，在鱼骨、鸭骨、动物的血里，还有人的血里，都有微量的稀土元素。从这一点可以看出，天然环境中稀土元素的分布是普遍的。

但是，这个大范围的分配是不对等的。不同种类或同一种生物的不同组织、细胞内的稀土浓度均有较大差别。有的含量极低，小于 10^{-6}（甚至达到 10^{-9} 级），而有的则高达 $20 \times 10^{-6} \sim 1500 \times 10^{-6}$ 不等。

17 种（通常测量 16 种）的稀土元素在生物类群、种群及其各个层次（器官、组织、细胞）中的成分与含量存在明显的差别，这些差别通常与其生理和生态学特性有关。如一些蕨类中，Y、Yb 含量较高。而且，同一林地内不同类群和种群稀土元素的浓度和构成也有一定的差别，并且林缘、上层乔木和灌木的稀土元素含量和成分也不同；植被、木质藤本等层状植被中 REE 的浓度及组分表现出不同的特点。

第二节　生物作用

一、稀土化合物的酶效应

稀土离子，尤其轻稀土离子，在体内可调节某些与 Ca^{2+}、Mg^{2+} 有关的酶的活性。研究发现，氯化镧可以通过阻断突触小体，降低神经递质的分泌，并能有效地降低神经元内 Ca^{2+} 激活 ATP 酶、Ca^{2+} 活化 ATP 酶及胆碱脂质的活力。La^{3+} 对大鼠大脑中的 Ca^{2+} 离子有显著的抑制作用。

体外试验证明：稀土离子对 Ca^{2+}、Mg^{2+} 的置换作用，对不同稀土浓度和不同酶产生不同影响，如稀土离子可加强胰蛋白酶原向胰蛋白的转化，抑制葡萄菌核的活化。低浓度稀土离子对凝血酶原和细菌 α - 淀粉酶起激活作用，高浓度则产生抑制作用，而且改变稀土浓度。上述作用可以逆向变化，如动物服用钕盐 2h 后，体内血清 α - 淀粉酶、乳酸脱氢酶、山梨醇脱氢酶的活性受到抑制，但经 24h 后，酶的活性又恢复正常状态。稀土离子对细菌骨胶原酶等的抑制作用是不可逆的，如对有些肌酸激酶的抑制在去掉稀土后，酶活性不能恢复。

二、稀土离子与蛋白质的作用

（一）稀土离子作为生物医学研究中 Ca^{2+}、Mg^{2+} 结合蛋白的微环境结构研究的离子探针

Ca^{2+}、Mg^{2+} 本身没有特征的光学和磁学信号，直接通过它们研究与其结合的蛋白的结构有困难，因稀土离子的某些化学性质与 Ca^{2+}、Mg^{2+} 相似。因此，利用稀土离子的光磁性质，研究稀土取代 Ca^{2+}、Mg^{2+} 后光磁信号的变化，可以提供 Ca^{2+}、Mg^{2+} 结合蛋白微环境的结构信息。

Tb^{3+} 或 Eu^{3+} 与蛋白结合后，通常可观察到 Tb^{3+} 荧光被敏化，这是由于它与蛋白质中的芳香族氨基酸残基结合后，存在氨基酸芳环向 Tb^{3+} 的元辐射能量转移。因此，可利用稀土离子荧光发射的敏化作用来研究不均匀体系中金属离子与蛋白质结合的位置的类型及分布，也可用来研究蛋白质平衡结构、蛋白质金属离子结合部位的微环境结构以及相互作用的平衡常数测定。当研究酶效应时，首先应保证稀土离子置换 Ca^{2+}、Mg^{2+} 后不会影响酶固有的生物活性。

稀土离子的顺磁性可以改变质子弛豫行为，利用顺磁性极强的稀土离子（Gd^{3+}）作为探针，可以测定生物分子的构象及计算相互作用的计量关系。

（二）稀土与血浆蛋白的作用

人血白蛋白与金属的结合受蛋白分子负电荷控制，结合部位有一定特异性，用 Tb^{3+} 研究 Ca^{2+} 与白蛋白的结合状态，发现 Ca^{2+} 不会猝灭 Tb^{3+} 的荧光发射，说明 Tb^{3+} 和 Ca^{2+} 的结合位置具有特异性。

多数人血清球蛋白在生理条件下均能与稀土离子结合，不同稀土元素和不同蛋白质的结合常数不同，一般是稀土离子半径越小，结合常数越大，与钙调蛋白的作用有明显差别。

三、稀土离子与细胞膜及肌质网的作用

（一）稀土离子对红细胞膜脂流动性的影响

采用荧光光度法和自旋标记法研究稀土对人红细胞膜脂流动的影响，发现：低浓度 La^{3+}、Gd^{3+} 或 Yb^{3+} 对人红细胞脂膜脂流动性影响较小，当稀土离子浓度升高后，膜脂的有序性提高，流动性减少，而同样浓度的 Ca^{2+} 对膜流动性影响比稀土离子要小，说明稀土离子对红细胞膜的作用较大。稀土离子的这种影响，是由于稀土离子与膜脂分子的极性头作用使分子间有序性增加造成的。

（二）稀土离子与红细胞膜蛋白的作用

激光拉曼光谱研究证明，0.5μmol/L 稀土离子溶液对膜蛋白分子的酰胺 I

带强度影响较小，随着稀土离子浓度增加、酰胺 I 带强度增加，显示蛋白质的 α–螺旋构象成分减少。

用差示热扫描技术研究也证明，随着稀土离子浓度升高，热谱曲线改变，也表明膜蛋白结构发生了变化。

（三）稀土离子对肌质网（Ca^{2+}、Mg^{2+}）–ATP 酶活性的影响

稀土离子对肌质网（Ca^{2+}、Mg^{2+}）–ATP 酶活性的影响会出现三种情况，稀土离子浓度在 $0.1\mu mol/L$ 时，酶活性不受影响；在 $0.5\sim10\mu mol/L$ 时，酶活性增加，可达 138%；浓度高于 $10\mu mol/L$ 时，酶的活性开始受到抑制，并且抑制作用随稀土离子半径的减小而减小。稀土离子的这种影响，是因为稀土离子在不同浓度下与 Ca^{2+} 竞争的结合位点不同。

四、稀土元素对细胞和动物内分泌的影响

简单稀土盐和稀土配合物对培养细胞的生理学影响不同，同一种稀土元素化合物的影响随剂量改变。

在较高浓度下，稀土离子的细胞毒性作用主要由于稀土拮抗 Ca^{2+} 而影响细胞正常生理功能引起的。稀土元素使细胞中毒时，细胞内多种酶活性降低，主要原因不是由于其与酶的直接作用引起的，而更可能是通过影响细胞膜的结构而间接引起的。

实践还发现，相同浓度的稀土离子，通常人体正常细胞对稀土元素中毒的耐受力比癌细胞要强，这是否表明一定浓度的稀土离子有利于抑制癌细胞的生长，是值得进一步研究的课题。

T 淋巴细胞、B 淋巴细胞和巨噬细胞在免疫反应中起重要作用，T 淋巴细胞、B 淋巴细胞在抗原刺激下被活化，经增殖、分化发育成效应细胞产生淋巴因子而参与细胞免疫反应。B 淋巴细胞在受到抗原刺激后，会经历活化过程，并通过增殖和分化转化为浆细胞。浆细胞进一步产生特异性抗体，这些抗体在体液免疫反应中起到关键作用。稀土元素对动物免疫活性细胞表现不同作用。

用不同剂量的 $SmCl_3$、$PrCl_3$ 给小鼠口服后，用人 A 型血红细胞免疫小鼠 3 次后，小鼠血清抗 A 抗体效价和 T 淋巴细胞转化率检测结果显示：小剂量能明显地促进血清中抗 A 抗体形成和 T 淋巴细胞转化，而且前者强于后者。同样剂量的上述稀土化合物，能明显促进小鼠腹腔中巨噬细胞的吞噬功能，对鸡细胞的吞噬作用比对照组高一倍。

给大鼠腹腔注射不同剂量的稀土氯化物后，检测血清中 7 种激素浓度，发现较大剂量稀土化合物对大鼠生长激素和甲状腺素分泌有促进作用。用大鼠脑垂体细胞加稀土体外培养实验证明，小剂量稀土化合物可促进腺细胞的分泌功能，大剂量的作用反而相对较小。

第三节 稀土元素在医药中的应用

一、降血糖作用

稀土元素在降低血糖方面具有显著作用。据 Malaisse 等人研究，其降血糖机制主要归因于两个方面：一是通过刺激胰岛 β 细胞分泌胰岛素来实现血糖的降低；二是通过阻断肝糖原代谢途径中的关键酶，例如，丙酮酸羧化酶、烯醇丙酮酸羧化酶等，实现对肝糖原代谢的调控。值得注意的是，当稀土与降血糖药物氯磺丙脲结合形成络合物时，其降血糖效果更为显著。这种络合作用不但提高了降血糖作用，而且降低了稀土和氯磺丙脲的毒性。

经过何尤琥的研究报道确认，稀土元素具有降低多种动物血糖的显著效果。在葡萄糖浓度下降后，这种改变被看作一种补偿机制，进一步证实了稀土元素在调节动物血糖水平方面的重要作用。

二、抗凝血作用

稀土元素是一种特殊的抗凝血物质。这些物质在体内外都具有很好的抗凝血作用。尤其是经静脉给药后，其抗凝血作用马上就表现出来，而且可以维持大约一日。与肝素等其他类型的抗凝血药相比，稀土配合物具有较强的抗凝血剂的快速起效效果。

关于稀土化合物抗凝血的具体机理，目前存在多种不同的解释，尚未形成统一观点。一些研究认为，稀土化合物与 Ca^{2+} 的拮抗作用可能是导致凝血的关键。而另一些观点则提出，稀土化合物的抗凝血性质可能与它们的肝素效应有关。

另外，3-磺酸异烟酸钕对血栓的形成有明显的防治作用。铈、镧、钪以及钇中的氯化物和氧化物，都可以促进血液的流通，并且还有很强的抗凝血功能。

研究表明，轻稀土配合物具有明显的抗凝活性，尤其是 Ce、Pr 和 Nd 等元素。虽然稀土类药物的抗凝效果已被大量研究及使用，但是其存在着较大的毒副作用及蓄积效应，使其在临床上的使用受到了很大的制约。虽然稀土被认为是毒性较小的一类，但仍然需要进行更多的研究。

在材料学方面，将具有抗凝功能的稀土配合物与聚合物材料进行复合，有望发展出一种全新的抗凝血材料。以其优异的性能和良好的抗凝性能，在各种血管内、外周血管等设备上显示出了良好的应用前景。

三、抗炎作用

近年来，关于对稀土元素的抗炎、杀菌等功能的研究引起了人们的极大兴趣。在 20 世纪 60 年代，N.Tcmlso 等人已经注意到了稀土元素对炎症的影响。在感染、损伤、自身免疫等原因引起的炎症反应中，钕、钐等具有明显的抗炎作用。

稀土类药物的抗炎机制与其对溶酶体膜的稳定性、对溶酶体酶的抑制等有关。有学者提出，其抗炎活性可能与其钙拮抗钙离子有关。也有一些专家认为，稀土可以通过多种方式来抑制机体的免疫应答。

目前，稀土的抗炎作用以局部用药为主，但也有研究者尝试将其应用于临床，以改善皮肤色素沉着症及变态反应性病变，尤其是对有类固醇禁忌证的患者。

四、抗菌杀菌作用

近年来，由于稀土元素具有抗炎、杀菌等功能，人们对其进行了广泛的研究。

其主要机理为：①三价稀土与细胞膜上的脂质分子结合，使其能够稳定细胞膜及溶酶体膜，进而阻止溶酶体膜的释放；②产生抗炎效应；③在组胺释放时，通过拮抗 Ca^{2+}，抑制组胺的生成与释放，从而起到更好的抗炎效果。另外，稀土元素也有可能涉及或者是通过抑制诸如前列腺素等炎性因子的合成来发挥抗炎作用，还可以通过多种方式抑制机体的免疫应答。

从抑菌角度看，稀土元素能阻断真菌的新陈代谢，具有广谱的抑菌作用。

五、抗癌与肿瘤诊断

稀土元素对人体有一定的抗肿瘤作用。

Angliler 等（1987）认为，稀土离子可以替代细胞膜上的 Ca^{2+}、Mg^{2+}，对肿瘤细胞造成不可逆损伤。早在 1965 年，哈利就提出了利用稀土来治疗脑下肿瘤的方法。

除放射性核素外，一些稀土元素还具有抗癌作用。Bepxoba 相信，稀土元素可以通过聚集在癌细胞中，或者是进入癌细胞核，起到对癌细胞的抑制作用。与稀土离子结合的官能团多为磷酸基团。肿瘤细胞内的 DNA 含量较高，其与稀土离子之间存在较强的配位能力，这可能是导致其富集于肿瘤组织的重要因素。

六、参与免疫过程

低浓度的稀土元素对大鼠的体液免疫、细胞免疫和巨噬细胞均有明显的增强作用。这为我们进一步探索稀土元素的生物活性和应用提供了有价值的参考。

七、防止或延缓动脉粥样硬化的形成

镧能减少猕猴及犬罹患动脉硬化的概率。其机制与血管壁上的 Ca^{2+} 浓度及细胞内 Ca^{2+} 浓度的变化密切相关。稀土元素因其特殊的电子结构，能够减少过氧化脂质的积累。此外，稀土元素还展现出了其他的应用潜力，例如稀土磁体的高磁性能，使其在高血压、心脏病、关节炎等疾病的治疗中具有潜在应用价值。

第十三章
铅与健康

第一节　铅的毒性概述

目前认为，铅（Pb）是一种对人体没有任何已知有益作用的元素，有机铅的毒性在某些情况下比无机铅更大。当今的世界广泛存在铅污染危害。

铅可通过呼吸道、消化道、皮肤等进入人体。随着时间的推移，一部分铅会随粪便、尿液排出，另一部分铅由乳汁、唾液、头发等途径排出。铅的毒性作用可影响机体的许多功能。

一、铅对造血系统的影响

它对蛋白质链上的巯基（—SH）有高度亲和力，作用于各种含—SH 的酶，使酶失去活性，使血红素合成酶受到抑制，影响人体造血过程，并引起贫血，导致血红蛋白减少，出现多种贫血症状。

二、铅对肾脏系统的影响

铅中毒无论是急性还是慢性均可能引起肾病。当慢性铅中毒时，肾功能会逐渐下降，还可能出现高血压，进一步导致肾实质性损伤。

三、铅对神经系统的影响

神经系统对铅暴露尤为敏感。主要是与神经递质及相关酶的活性。引起儿茶酚胺代谢紊乱，对胆碱酯酶活性产生不利影响，抑制腺苷酸环化酶活性。结果造成铅性脑病和周围神经病。

四、铅对内分泌及生殖功能的影响

铅中毒将会引起性腺激素分泌量下降。铅还能直接穿过胎盘屏障进入胎儿体内，并产生危害。

第二节　儿童铅中毒概述

儿童铅中毒研究揭示了低水平的铅暴露，即使不足以产生明显的临床症状，但也可能会对儿童的智力发展造成损害。已有研究表明，孕期铅暴露会对婴幼儿神经发育产生不利影响。在铅污染区，儿童智力发展迟滞发生率明显增高。另外，铅污染区幼儿的身体发育明显滞后于对照组。

研究表明，铅对儿童神经系统的作用主要表现为神经行为变化，包括多动、注意力缺陷和学习障碍等；如与异食等行为的反常有很大的关系。铅暴露严重危害了众多儿童的身体健康，特别是对神经系统的影响极大。

一、儿童接触铅的途径

儿童接触铅的主要途径是口，特别是有异食癖的儿童。幼儿园地面尘铅和儿童手尘铅与血铅呈正相关，如果卫生习惯差，多通过手—口接触将铅摄入体内。儿童铅接触的主要途径首先是食物，其次为饮水、空气和土壤。由于幼儿的特殊生理特征，其体内铅的吸收、分布及排泄机理与成年人都有较大差别。具体而言，儿童对铅的吸收率高于成人，而排泄率则相对较低，导致约 1/3 的铅在体内滞留。值得注意的是，这些滞留的铅中，高达 75% 会积聚在骨骼中。相较于成人，儿童骨骼中的铅更易迁移到血液和软组织中。

总之，在生活环境中无处不有铅，加之儿童生长发育不成熟，具有易感性的特点，更容易导致铅中毒。

二、铅毒对儿童的危害

铅中毒会对孩子的神经系统及细胞造成不可挽回的损伤。

幼儿吸铅能力与学业表现呈负相关，吸铅较多者，学业表现较差。铅毒所致的不良后果包括：记忆减退和学习、认知能力减退等。

铅中毒可导致儿童行为异常，骨骼含铅量较高的少年较易出现暴力倾向和攻击性行为。

儿童体内铅含量越高，体重和胸围的发育就越迟缓，铅中毒可造成儿童脑电图的变化，甚至导致失明、失智、痴呆等多种严重的后遗症。

铅中毒对儿童心理发育、智力行为、脑功能等均有不可估量的危害！

长期积蓄在妇女体内的铅，在妇女妊娠期间可能会通过胎盘大量转到胎儿体内，铅浓度的升高，导致其流产和早产的危害性也逐渐加大。

第三节　儿童铅中毒的表现

铅中毒的儿童在行为功能方面出现了显著变化。具体表现为模拟学习能力减弱、空间综合处理能力下降、运动协调性受损、多动及冲动行为频发、注意力难以集中、侵袭性行为倾向增强、智力水平有所下滑。此外，还出现了贫血、高血压等生理健康问题，以及免疫系统的功能减退。这些变化可能会对个体的日常生活和健康状况产生不良影响，需要进一步关注并采取相应措施。

症状性铅中毒在血铅 $2.17\,\mu\mathrm{mol/L}$ 以上才会出现。

铅中毒的神经系统表现包括情绪易激动、行为多动、注意力集中能力下降、出现攻击性行为、反应速度减缓、易陷入瞌睡状态以及运动协调性失调。这些表现均反映了神经系统的异常状态，需要及时就医，进行诊断和治疗。

铅中毒的消化系统表现为腹痛、腹泻、恶心呕吐等。

铅中毒的血液系统表现为贫血，如面色苍白等。

铅中毒的心血管系统表现为高血压、心律失常等。

铅中毒的泌尿系统表现为氨基酸尿、糖尿、磷尿、肾功能改变等。

亚临床铅中毒主要表现为智能行为发育及体格生长的异常。

铅中毒在临床情况下，无特殊表现，与缺锌有相似表现，易与其混淆。与缺钙、缺铁的某些症状也有相似表现。临床难以鉴别，必须通过检测与临床结合加以区别。

第四节　铅中毒的预防

儿童铅中毒的预防是一个涉及多方面因素的综合性问题，需要社会各界的广泛关注与参与。鉴于儿童处于生长发育的关键阶段，其对铅的毒性作用尤为敏感，因此，采取积极有效的预防措施，保障儿童远离铅中毒的威胁尤为重要。

从源头上控制铅的暴露是预防儿童铅中毒的根本策略。这要求相关部门严格监管可能产生铅污染的行业，如铅矿开采、冶炼、蓄电池制造、电缆生产、油漆颜料制造及焊接作业等，推动这些行业采用更加环保的生产技术和流程，减少铅排放。同时，对于已存在的铅污染源，应进行全面治理，采取土壤修复、废水处理及空气净化等措施，以降低环境铅含量，为儿童提供一个安全的生活空间。

家庭作为儿童成长的重要环境，其内部的铅防护措施同样不容忽视。家长应提高铅危害意识，定期检查家中是否存在潜在的铅污染源，如老旧的含铅涂料、铅质水管、含铅陶瓷等，并及时更换或修复。此外，加强室内通风，保持空气流通，也是减少室内铅积累的有效手段。

在营养干预方面，合理的膳食结构对于预防儿童铅吸收具有重要意义。研究表明，营养不良，特别是铁、钙、锌等矿物质的缺乏，会增加儿童对铅的吸收率和铅中毒的敏感性。因此，家长应注重儿童饮食的均衡性，增加富含这些矿物质的食物摄入，如红肉、绿叶蔬菜、豆制品及坚果等，以降低铅的吸收风险。同时，应避免食用已知含铅量较高的食品，如通过含铅方式制作的爆米花、皮蛋，以及使用含铅容器储存或加工的食物。

学校和社区应加强对儿童及家长的铅危害教育，普及铅中毒的预防知识，提高他们的自我保护意识。通过开展形式多样的宣传教育活动，如举办讲座、展览、发放手册等，使公众了解铅中毒的危害、识别铅污染源的方法及正确的防护措施，从而在日常生活中自觉采取预防行动。

政府应加大对铅污染防治的投入，制定更为严格的铅排放标准和监管措施，对违法排放铅污染物的行为进行严厉处罚。同时，建立完善的儿童铅中毒监测体系，定期开展儿童血铅水平筛查，对发现的高血铅儿童及时进行干预治疗，并追踪其健康状况，确保儿童健康成长。

第五节 铅中毒的治疗

一、巯基化合物在驱铅治疗中的核心作用

巯基化合物，作为一类经典的驱铅药物，其应用广泛且疗效确切。依地酸二钠钙、二巯丁基二酸、二巯基丙磺酸等药物，尽管能够有效降低血铅水平，但其非特异性作用机制导致了对体内有益元素的潜在损耗，这限制了其临床应用的最优化。尤为值得关注的是，当前尚无药物能特异性地清除脑部沉积的铅，这成为治疗的一大挑战。然而，研究发现，维生素 B_1（VB_1）与依地酸二钠盐的联合应用，不仅能显著增强驱铅效果，还能逆转铅引起的神经生理改变，这一发现为儿童铅中毒的治疗开辟了新的路径。VB_1 可能通过其代谢产物与铅形成络合物，促进铅的排出，从而降低血铅及组织铅含量，保护神经系统免受进一步损害。

二、维生素在铅中毒治疗中的辅助治疗价值

维生素在铅中毒的治疗中扮演着不可或缺的辅助角色。VB_6、叶酸

（VB_{10}）、VB_{12}（甲钴胺）等维生素，不仅能与驱铅药物协同作用，增强治疗效果，还能直接参与体内代谢过程，减轻铅引起的生理紊乱。特别是维生素 C（VC），其抗氧化特性和对中枢神经系统的保护作用，使得在驱铅治疗中补充维生素 C 成为必要。研究显示，VC 与螯合剂联合使用，不仅能改善铅引起的 VC 缺乏，还能促进铅的排出，降低组织铅负荷，恢复血 ALAD 活性，从而维护儿童的整体健康。此外，维生素 E（VE）通过降低铅的吸收和提高螯合剂的有效性，进一步强化了维生素在铅中毒治疗中的作用。

三、金属硫蛋白（MT）的创新应用

金属硫蛋白以其丰富的半胱氨酸和巯基基团，为铅的解毒提供了新的思路。MT 能与铅离子形成稳定的复合体，减少铅对人体的毒害，加速铅的排泄。实验研究表明，不同浓度的 MT 饮品均能有效降低组织和骨骼中的铅浓度，这对于减轻儿童铅中毒症状，维护其长期健康具有重要意义。然而，使用络合剂进行铅解毒时，需注意补充必需的微量元素，以避免因驱铅而导致的营养失衡，同时通过竞争机制加强解毒效果。

四、基于血铅分级的精准治疗策略

针对儿童铅中毒，应根据血铅水平实施分级诊疗，确保治疗的精准性和有效性。对于无症状性铅中毒，特别是 I~II 级的慢性中毒儿童，可通过调整饮食，增加富含钙、铁、锌、硒及维生素 C 的食物摄入，或采用特定的保健食品进行驱铅，同时加强营养指导教育，促进儿童健康成长。对于 III 级中度中毒，需进行体检，以 EDTA 做治疗性诊断，判断驱铅反应，并制订相应治疗方案。IV 级重度及 V 级极重度铅中毒，则需住院治疗，确保及时有效的医疗干预。

五、综合治疗与长期管理

儿童铅中毒的治疗不应仅限于药物治疗，而应是一个包括环境干预、营养支持、心理辅导在内的综合治疗体系。首先，应彻底消除或减少儿童接触铅的源头，如避免使用含铅涂料、玩具等；其次，加强营养支持，特别是食

用富含钙、铁、锌等矿物质和维生素的食物，以促进铅的排出，同时增强儿童体质；最后，关注儿童心理健康，提供必要的心理辅导，帮助其克服因铅中毒带来的心理阴影，促进其全面发展。

第十四章
砷、铊、镉、汞、铝与健康

第一节　砷与健康

一、概述

对人类而言，砷的化合物是致毒物质，但砷本身毒性较低。砷的化合物尤其是三氧化二砷（砒霜）是剧毒物质。

砷（As）在元素周期表中第 4 周期，第 5 主族，原子序数 33，在自然界多以 +3 价、+5 价化合物存在，砷与巯基亲和力强，砷的化学性质较复杂。数千年前，砷就被用于医疗及毒剂，《本草纲目》就有记载，三氧化二砷（砒霜）为中药。无机砷较有机砷毒性大。有机砷曾用来治疗梅毒。

砷及其化合物由呼吸道、消化道及皮肤吸收，有 95% 以上在红细胞内，随血液到组织器官，砷与角蛋白有亲和力，故毛发、指甲含量较高，砷主要从尿、粪中排出。

砷的污染与毒性：砷矿开采、冶炼可造成环境污染，煤灰中也含有砷。含砷农药会造成土壤污染，食品加工个别化学性添加剂也可含砷而污染食品。砷对蛋白质链上的巯基有强烈的亲和力，作用于酶系统，抑制酶蛋白的巯基，使酶失去活性。砷可损害细胞染色体，抑制其正常分裂，造成组织坏死。有人认为砷可导致皮肤癌的发生。

二、砷的功能与应用

砷是一种广泛存在的元素，具有特殊的化学性质，它在人类历史上有着悠久的应用历史。从公元前 2000 年起，人们就使用含砷的化合物治病。早在中国的秦汉时代，人类就曾利用含砷的矿物质进行治疗。古代的《神农本草经》和《本草纲目》等医学著作中，均有关于砷化合物能强身健体作用的记载，同时也指出了其毒性作用。

在现代科学研究中，砷的应用范围已经扩展到了许多领域。例如，在农业上，砷化合物被用作杀虫剂、除莠剂和杀菌剂，对于提高农作物的产量和质量具有重要作用。

目前，人们对砷化物的研究已从简单的毒理研究拓展到生物化学、营养、生理等各个方面。这些研究不仅有助于我们更深入地了解砷的化学性质和应用价值，同时也为人类的健康和环境保护提供了重要的科学依据。

总之，砷是一种具有广泛应用价值的元素，其在人类历史上有着悠久的应用历史。随着科学技术的不断发展，我们对于砷及其化合物的认识也将不断深入。

（一）砷的吸收

在动物中，由于砷的种类和含量的变化，其对砷的代谢也存在一定的影响。在早期胚胎发育的重要时期，砷可透过胎盘侵入胎儿体内。研究发现，三价、五价的无机砷化物通过口腔和小肠吸收后，以接近半数的浓度累积在红细胞内。奶牛在 8 周时每日按 0.03~0.66mg/kg 的砷酸饲喂奶牛，但牛奶中砷的浓度没有增加。对于有机砷，Stever et al.（1977）已证明经呼吸道给药后可快速被肺吸收。

（二）砷的生理功能

砷的生物学功能主要有：

1. 杀菌杀虫

砷化物对链球菌、大肠埃希菌、沙门氏杆菌和厌氧细菌等都有一定的抗性。砷是一种原质毒，能杀死人体内的细胞，对体表恶性肿瘤、梅毒性象皮肿等疾病也有一定的疗效，对真菌、原虫和螺旋体也有一定的杀灭效果。上述特点使其在医药等方面表现出较好的用途。然而砷的毒性使其应用受到严格限制。

2. 抗金属毒性

Moxon 的研究显示，砷能够有效减轻含硒麦的毒性影响。在动物实验中，砷显著降低了硒对猪、羊、鸡等动物的毒性反应。因此，对于高硒地区的家畜，通过在饲料中添加 15ppm 的砷或者将其融入饮水中，可以有效防治硒中毒。砷与硒之间的相互作用机制可能涉及降低硒的吸收效率和增强其通过胆汁的排泄过程。在各种砷化合物中，亚砷酸钠的效果最为显著，其次是砷酸盐，而各种有机砷化合物则表现出最佳的效果。这一发现对于优化家畜饲养管理、确保动物健康具有重要意义。

第二节　铊与健康

一、铊（Tl）的生物效应

铊是国际上公认的一种有害物质，其对人体健康的威胁极大。特别是随着科技迅猛发展和工农业生产规模不断扩大的时代，铊矿床的开采与利用不仅导致了铊的环境化学污染日益严重，而且由此引发的生态破坏和人体健康危害后果不容小觑。因此，我们必须高度重视铊的污染防治和安全生产，采取切实有效的措施，加强对铊及其相关产业的监管和管理，以切实维护人民群众的健康和环境安全。

（一）铊简介

铊是在 1861 年，人们在对一种硫酸的生产废料进行研究时第一次发现，它的希腊文名称是 thallos，英文名称是 thallium。

铊是一种重要的共生金属，但其储量相对匮乏。在黄铁矿、白铁矿中，铊含量最高可达 0.1%~0.5%。

在土壤中，总的铊浓度大约是 0.4mg/kg，但是在被污染的土地中却可以达到几十毫克/千克。尤其是在贵州兴义一山地，由于受废渣的影响，耕地中的铊含量达到 20~80mg/kg，是正常农田的 100 多倍。

铊属银白色金属，质地柔软，有金属色泽，但遇风后很快就会变成蓝灰色。虽然铊是无色无味的，但是它却是一种有毒物质。一般人体内并无铊含量，但随着工业、矿业、化工等行业的发展，人类在饮水、食品、大气等环境中均可能受到微量铊污染，在一些冶炼区，特别是在一些单体铊矿开采的冶炼区，更是如此。摄入大量铊会对人体造成危害。

（二）铊对人体的生物学效应

1. 动力学分析

铊在人体内快速通过胃肠道、呼吸道和皮肤，在体内快速传播，特别是通过胎盘和脑部的屏障，在体内传播速度极快。铊在肾、肝、骨等器官中积累较多，同时在肠道和肌肉中也有一定含量。人体排泄铊的方式有消化道、肾、毛发。

而且，铊盐的排出是非常慢的，铊在人体内的半衰期为 10~30d。这种性质导致了铊在体内被特别慢地而持续地被排除。

2. 中毒剂量

人体摄取了 1.5mg/kg 体重的可溶铊盐，就会产生多种临床表现。服用的药物越多，毒性就越强，如果摄入超过 10mg/kg，就有可能致命。尿液作为一个灵敏的指示物质，可以很好地反应机体对各种元素的吸收情况，所以尿液中的铊盐含量与毒性反应有密切的联系。另外，铊矿区居民的尿液、毛发及指甲中的铊水平也是评价该区铊污染水平的一个关键指标。

（三）铊污染防治

边远乡村及铊矿区应加强对铊矿区及周边乡镇的宣传，增强民众的环境保护意识及对铊污染危险的认识。同时，要深入开展铊矿区污染程度和硫酸工业、造纸工业副产品伴随污染的研究工作，通过科学调查分析，全面了解铊污染的现状和趋势，为制定更加精准、有效的污染防治措施提供科学依据。

为了深入探究铊在人体内的作用机制，以及确立铊中毒的确切诊断标志，必须加强对铊中毒的科学研究，以便能够及时有效地治疗受影响的患者。在处理急性铊中毒的情况时，必须遵循严谨的治疗流程。

二、铊中毒

（一）铊中毒症状

急性铊中毒时，患者会出现一系列胃肠道刺激症状，诸如恶心、呕吐、腹痛、腹泻，甚至可能出现便血。此外，患者还可出现痉挛性麻痹、精神障碍、下肢痛觉过敏、头晕、头痛、乏力等症状。在严重的情况下，患者可能会罹患睾丸炎、精神失常，出现震颤、抽搐、瘫痪、昏迷、呼吸困难、心脏停搏等症状，甚至可能身亡。

如果长期暴露在铊浓度高的环境中，可能会引起周围神经炎、视神经萎缩、皮肤萎缩、肝脏等疾病。症状有乏力、食欲缺乏、作呕、足跟疼痛、视力障碍等。急性期毛发脱落是铊盐中毒典型临床表现，而尿液中铊盐含量增高是判断铊盐中毒的重要参考指标。因此，临床医师在遇到表现出此类症状的患者时，必须充分询问其有无接触铊或铊的化合物以及含铊矿物的历史。对于怀疑为铊中毒的患者，应及时进行尿铊测定，以确保诊断的准确性，避免误诊、漏诊。

（二）铊中毒的解救与预防

（1）解救铊中毒的有效药物是普鲁士蓝。普鲁士蓝是离子交换剂，通过离子交换，将铊从肠道排出。肌肉注射二巯基丙磺酸钠，或静脉滴注二巯基丁二钠也有效。这两种针剂都是重金属中毒解毒剂。它们分子中的2个巯基能络合铊，使其从尿液中排出。服用钾盐，也可通过元素之间的拮抗作用，促使铊由尿液中排出。血透或血流灌注也是清除血铊的有效措施。

（2）预防铊中毒的主要措施可归纳为：①防范已被铊污染的水及食物入口；②加强含铊物质的保管，以免污染环境及预防失窃；③加强接触含铊物质工作人员的劳动保护。

第三节　镉、汞与健康

一、镉与健康

镉（Cd）是由于工业上的应用，由污染而进入人体。金属硫蛋白具有对镉、汞等的解毒作用。

慢性镉中毒表现有肾损伤，可出现蛋白尿，嗅觉损伤，长期接触镉者会出现嗅觉减退或丧失；骨密度降低、骨小梁减少；职业接触者常见牙齿颈部黄褐色素色—镉环；镉中毒对性腺毒、胚胎毒及致突变效应显著。可致精子数减少，胚胎死亡率增加或胎儿骨化障碍；镉对神经系统有毒性作用；对睾丸、肝脏均有毒性作用。对镉中毒目前尚无良好治疗方法，应以预防为主，职业接触应以生产环境空气中镉不超过最高容许浓度（0.1mg/m³）为最基本要求，还应采取个人防护措施。

二、汞与健康

汞（Hg）是人类接触较早的元素，随着工业的发展，汞污染日益严重。汞离子可与血浆蛋白、血红蛋白结合，作用于细胞膜的巯基，可抑制酶活性，损害肾脏和神经系统。

慢性汞中毒表现为口腔炎、易兴奋、震颤。早期有神经衰弱症候群。汞中毒突出的症状是精神、情绪的变化，急躁易怒，情绪异常。震颤多见于眼睑、舌和手指。齿龈可能有深蓝色线。肾损伤时有蛋白尿、管型尿、全身水肿等症状。

治疗主要是驱汞，二巯丙醇磺酸钠巯基解毒剂，以及青霉胺。工厂的职业中毒的预防关键在于生产环境及个人防护措施。

三、重金属镉、汞的污染

近年来，随着我国工农业生产的迅猛发展，排放了大量的废弃物，造成了日益严重的生态和大气环境污染，其中重金属排入环境后不易除去，而且在环境中长期累积。由于重金属对生物都有潜在的危险作用，因而易对人体、生物产生毒性作用，震惊世界的富山事件就是由镉污染引起的骨痛病造成的危害。因而人们进行了大量的有关重金属对生物毒性的研究，研究了重金属对生物机体组织的中毒机理和程度。

（一）镉、汞存在于自然界的形态及危害

1.镉

（1）形态。金属镉本身具有毒性，其蒸气毒性更强。在环境中，镉的形态主要以水溶性镉、吸附性镉和难溶性镉存在。

（2）镉的危害。镉的污染特点是受其复杂的形态影响，量大、浓度高、活性强，其中水溶性镉可以直接被植物吸收，因而其危害最大。镉在植物中新陈代谢旺盛，器官积累较多，营养储存器官较少，分布情况为根＞茎＞叶＞籽实。镉破坏植物的叶绿素结构，造成生物障碍直至死亡。林舜华等研究了镉对水稻光合作用的影响，发现光合强度与处理浓度呈明显的负相关，低浓度处理的植株对镉有一定的抵抗能力，而高浓度则受害更严重，它破坏了水稻叶片的叶绿素结构，降低了叶绿素的含量，从而抑制了叶片的光合作用。董克虞等用不同的镉投加量对小麦、水稻、玉米等9种植物的生长发育情况进行了研究，发现当 $CdCl_2$ 的投加量为 100mg/kg 时，水稻出现受害症状，700mg/kg 时出现整株死亡现象，而小麦对镉的承受能力更低，当 $CdSO_4 \cdot CdS$ 的投放量为 10~20mg/kg 时，小麦出现受害症状，当 $CdCO_4 \cdot CdS$ 的投加量为 44.6~85.7mg/kg 时，小麦不结实；大豆受害后，叶片退绿发生黄萎病。

人的机体中含有微量镉，人体中的镉从空气、水和食物中摄入，从呼吸道吸入的镉可以吸收 10%~30%。从消化道吸入的镉可以吸收 2%~5%。镉一旦进入人体并被吸收，首要途径是抵达肝脏，随后与金属硫蛋白结合。随后，这种结合物会通过血液被输送到肾脏，并在其中逐渐积累。这种积累过程会逐步引发肺功能障碍和肾功能不良，严重的情况下，甚至可能诱发骨痛病。

2.汞

（1）形态。汞在自然界以金属汞、无机汞和有机汞的形态存在，无机汞有一价化合物、二价化合物；有机汞包括甲基汞、乙基汞、苯基汞和二甲基汞。

（2）汞的危害。虽然不管汞以金属汞、无机汞还是有机汞的形态存在，他们均有剧毒，但随着存在形态的不同，汞的迁移转化途径、吸附累积对生物毒性也不同。金属汞的毒性较大，有机汞的毒性比金属汞、无机汞的毒性还要大，其中甲基汞的致病最严重。如日本出现的水俣病。由于汞易挥发这一特殊物理性质，析出的汞一旦进入大气便在迁移转化过程中，通过干、湿沉降进入地面，使陆生生态系统受到污染，近年来，在一些酸沉降严重的城市附近，发现了在无明显汞污染源的情况下，陆生生态系统汞富集与污染问题，如牛奶、蔬菜中汞含量严重超标，植物叶片中汞含量高于根系等异常现象。经推断，这些现象与大气汞污染有关。

植物在遭受汞蒸气毒害后，会出现明显的症状。其叶片、茎干、花瓣及幼蕾的花冠会转变为棕色或黑色，这是汞蒸气侵害的直接表现。在更为严重的情况下，这种毒害会导致叶片和幼蕾的脱落，对植物的生长和发育造成严重影响。这一现象应引起我们的高度重视，并及时采取措施防止汞蒸气对植物造成进一步的伤害。不同植物对汞蒸气的敏感程度有差别的，例如，大豆、向日葵、玫瑰对汞蒸气特别的敏感；桃树、水蜡树、西红柿和天竺葵等的敏感性属中等；而纸皮桦、大叶醉鱼草、巴豆和芦苇对汞蒸气有较强的抵抗性。土壤中不同形态的汞对作物生长发育的影响存在差异。王庆敏等人针对土壤中无机汞和有机汞对水稻生长发育的影响进行了盆栽研究。研究结果显示，在投加汞量相同的情况下，相对于氧化、硫化汞而言，醋酸、氯化汞对作物的伤害更大。具体来说，其危害程度依次为醋酸苯汞、氯化汞、氧化汞和硫化汞。

人体吸收汞及其化合物是通过三种途径。主要是经消化道，其次是呼吸道及皮肤吸收。汞化合物侵入人体，被血液吸收后迅速弥散到全身各器官，出现疲乏、多汗、头痛及易怒的症状，并引起肌肉萎缩、运动失调，引起视力、听力语言障碍；甲基汞能导致细胞坏死，肾功能衰竭并使神经系统遭受损害。

（二）镉、汞污染控制

镉污染处理：镉污染的处理方法包括粉末处理、废水处理、土壤改良和植物修复。废水处理包括固液分离法、浮上分离法、铁氧体法。

汞污染处理：对于含有汞元素的废气，可以采取硫酸软锰矿法、软锰矿法、多硫化钠吸收法以及漂白粉法等多种方法进行净化处理。同时，为了确保净化效果可辅以除雾措施，以确保废气达到规定的排放标准。含汞废水的处理方法包括：化学混凝沉淀法、离子交换法、金属还原法、活性炭吸附法；含汞废渣的处理包括焙烧法处理含汞废渣、浸渍法处理汞污染废弃设备、含汞盐泥处理。

高效江研究了麦饭石对重金属离子的吸附作用，发现其对重金属有较强的吸附性能；蒋建国等研究了重金属螯合剂的实验室合成及其捕集的机理，发现其处理重金属废水的效果比硫化钠好，并使生成污泥的体积明显减少。

第四节　铝与健康

一、铝的理化特性

金属铝的相对密度为 $2.7g/cm^3$，熔点为 $660℃$，沸点为 $2467℃$，热导率为 $237W/（m·K）$，比热容为 $880J/（kg·K）$。纯铝是一种轻而有韧性的金属，因具有延展性、导电性、导热性、高反射性和耐氧化等良好性能而被广泛使用。当铝暴露在空气中时，就会形成一层氧化铝薄膜，这使铝具有抗腐蚀能力，但氧化铝微溶于酸碱和水。

二、铝的来源

铝元素进入人体的途径主要有以下四种：

（一）饮用水

天然水中的铝含量很低，但采矿、冶炼、化工、制药等行业大量排放含铝废水、废渣，直接造成水体污染；使用含铝的明矾、高岭土等净化水后，会增加水中的铝含量；酸雨会使淡水中铝的含量升高。

（二）食物

食物中铝的含量较少，一般小于16mg/kg，茶叶中铝的含量达320~485mg/kg，但由于茶树中铝和氟的积聚作用，大部分铝以非活性状态相对稳定存在于茶叶叶片中，对人体无害；含铝添加剂的食品，如人们日常喜爱的油条、挂面、薯片、虾条等膨化食品中，铝的含量都很高。

（三）铝制炊具和容器

铝制炊具和容器是人体摄入铝的重要来源之一。铝制炊具溶入水中的铝随温度的升高和时间的延长而增加；在酸、碱、盐的条件下，铝的溶出量会增加。另外，铝制和铁制炊具混用时，较软的铝与硬质的铁相互摩擦，也会使铝进入食物中。

（四）药物

医药制品中有很多含铝的，如治疗胃溃疡病的氢氧化铝、硫酸铝、海藻酸铝；治疗消化道出血的硅酸铝；用于胃肠黏膜的磷酸铝；治疗牙科疾病的碱式碳酸铝钠、铝瓷等。

三、人体摄入铝的来源及吸收代谢

铝主要在十二指肠吸收，但也可通过小肠远端和结肠吸收。钠和Fe^{2+}都能抑制铝的吸收，Fe^{3+}则不能；甲状旁腺激素、维生素D、乙醇等都能促进铝的吸收。肾脏对铝的排泄有重要作用，摄入的铝主要经尿液排出，也会形成难溶性的磷酸铝随粪便排出。

人体铝的摄入主要分为生活性、医源性和职业性三类。含铝抗酸剂、透析液的使用时造成医源性铝摄入的主要来源。而职业性铝接触直接威胁着铝作业人员的身体健康。

铝在人体的生物学利用率为 0.1%~1.0%。人体铝运输涉及被动扩散和主动运输，此过程的效率受体内钙和铁的生理浓度变化及转铁蛋白量增加的影响。此外，铝可经呼吸道吸收，并在肺中蓄积。当作业工人暴露于含有铝或铝化合物的粉尘中时，铝细颗粒经呼吸道进入体内，肺上皮有多种不同类型细胞，特别是在肺泡上皮细胞中，存在转运蛋白和通道，铝在肺部积累，随后进入体循环，在血液、骨骼和尿液中均可检出铝。可溶性铝化合物溶解到嗅觉上皮细胞内的黏液层中，并通过嗅觉神经将铝复合物或微粒运输到大脑中。

血浆中铝的生理浓度为 $1~2\,\mu g/L$，循环系统中仅 5% 的铝是游离的，而剩余的铝与血浆中的转铁蛋白和柠檬酸盐结合。在人体中，铝不会大量沉积，其总量为 30~50mg，且在不同的组织中分布不均匀。铝摄入途径不同，其分布部位也不同。

在评估体内铝浓度的研究中发现，血浆半衰期约在停止接触后的数年内，这反映了储存在骨骼和脑中的铝释放缓慢。尿液中铝浓度的增加反映短期铝暴露，而血浆中铝浓度水平与长期铝暴露有关，并反映了铝的体内总含量。

四、铝毒害的控制及防治措施

（一）保护环境，减少污染

减少 SO_2 的排放，控制酸雨的形成；改进各类铝工业生产的工艺，做好废水治理工作；合理使用化肥，少施或不施酸性化肥；使用无铝膨松剂和净水剂等，这些措施都可以减少铝的排放或降低进入水系的铝量。

（二）改变生活方式，合理膳食

少喝或不喝铝壶烧开的水及铝制罐装的饮料；不吃或少吃含铝食品添加剂制作的油条、糕点、饼干、腌菜等食物；慎用含铝药品；最好使用陶瓷、玻璃、搪瓷或不锈钢炊具及用具；常食健脑食品和新鲜水果蔬菜，搞好健身活动，加强脑部锻炼。

（三）广泛宣传，加强监管

提高食品生产者和广大消费者对铝毒害的认识，自觉减少铝食品添加剂的应用；监管部门要加强高含铝类食品的监督、检测，保障食品安全。

第十五章
微量元素与特殊食品

第一节　微量元素与保健食品

一、概述

目前，国内主要有三大类含有微量元素的健康食品。

首先是富含多种营养成分的天然健康食品。基于微量元素的健康食品价值评估与使用，阐明其健康作用机理，是将微量元素学说引入天然健康食品研发中的重要途径。比如，中国人有饮茶的习惯，而茶里含有锰。牡蛎是我国民间常用的调中益虚之物，富含铜、锌。海鲜中含有丰富的碘，如海参、干贝等。随着人们对各种食物中微量元素的分配规律和生理机理的了解与研究，人们开始研发出一系列具有特定健康功效的复合食物，这些食物中的微量元素种类、含量比例都尽量符合人类的需求，从而产生了特有的食疗功效。

其次是以复合形式增强微量元素的营养保健品。在某些食品中故意添加一种或多种微量元素，从而提高它们的营养含量，从而调整机体的正常生理机能，这就是增强食品中的微量元素。在食品中添加化学成分，是目前使用最为广泛的一种方式。比如乳酸亚铁、葡萄糖酸亚铁、柠檬酸铁等都属于元素铁；富马酸亚铁和枸橼酸铁铵是一种较好的铁增强剂。乳酸锌、葡萄糖酸锌、醋酸锌等可增强元素锌的含量。碘的增强剂一般是碘化钾和碘酸钾。亚硒酸钠、硒酸钠等作为微量元素硒的增强剂。用碳酸铜、硫酸铜作为增强剂，制备了纯铜。所添加的食物包括谷类产品、各种饮料和鸡蛋产品、乳制品、调味品，还涉及婴幼儿食品、孕妇或乳母食品、适老食品和与慢性病相关的各种健康食品。比如，在食用盐中加入碘元素，对于防止地方性的甲肿会有很大的帮助。在婴儿乳粉中添加锌或铁盐，可补充微量元素锌和铁，有利于婴儿的生长发育。在对食品进行元素加强时，应注意食品中各种元素的存在形式，微量元素对食品色泽、香味和风味的影响；在配方和制作过程中要重视对其稳定性、组织构造等方面的作用。目前，国内以这类含量最高的微量元素保健品为主，继续改进加工技术，对于维护人民群众的生命安全与身体健康具有重大意义。

最后是以生物转化法研制的微量元素健康食品。因为自然食品中所含的微量元素普遍偏低，以复合方式开发的元素强化剂往往会造成肠胃不舒服，并且对人体的吸收利用也很差。因此，在研究中，人们对生物转化方法给予了广泛关注。其中，微生物转化法、植物转化法及动物转化法是一种重要的方法。微生物转化法是常用的一种或多种微量元素的发酵方法，即向发酵液中添加一种或多种微量元素，以获得高富含量的发酵液。现已开发出高铬、高锗、高锌等种类的酵母并被广泛应用于各种饮品中，一些研究也已对其生理功效作了更深层次的讨论。此外，螺旋藻、乳酸菌及其他食用真菌也被采用。目前最常用的转化法是利用含有丰富的微量元素的培养基对植物进行诱导，从而实现对植物的营养物质的积累和转化。此外，采用植物转化技术，也可以通过施用微量元素化肥，一般增加各类农作物对应的营养成分。动物转化法就是在动物饲料中添加某种元素，将其中的无机元素转变为有机体的微量元素，其中高富含微量元素的蛋类及相关产品，以及富含微量元素的乳、蜂蜜、畜禽肉等都进行了研究。简单来说，就是以某些生物体为载体，将无机的元素转变成有机体的形态，从而增加对重金属的吸附和利用；本发明对消化道的刺激性较低，对食物的原始感觉特征也无明显的影响。该产品是一种新型的保健品添加剂。

二、不同功能的保健品

既往中国保健品中使用了富含必需微量元素锌、铬（Ⅲ）、硒的无机酸盐或有机铬合盐，有机铬合盐包括合成与生物两种类型，这里所说的微量元素保健食品指的是直接利用该微量元素起保健的功能。

（一）改善营养性贫血的物质

贫血的原因不同，矫治方法也就不同。营养性贫血是一类与饮食营养有关的贫血，还有缺铁性贫血，二者均缺铁。选择铁剂主要是关注吸收与生物利用率，其次应是无刺激性、稳定性等要素。

已做保健食品的铁制剂有葡萄糖酸亚铁、富马酸亚铁、乳酸亚铁、硫酸亚铁，血红素铁、铁蛋白、焦磷酸铁等。

（二）调节血糖的物质

调节血糖的物质中，目前仅有含铬的无机物质与有机物质获得了保健食品的批准，尚无其他微量元素。铬（Ⅲ）有调节血糖、血脂、减肥的作用。

作为保健食品的铬制剂有吡啶甲酸铬、葡萄糖酸铬、乳酸铬、铬酵母等。这些铬制剂在调节血糖、改善血脂、促进胰岛素分泌等方面都具有显著效果。

（三）其他类型的微量元素保健食品

针对特定人群和需求的微量元素保健食品，如针对婴幼儿、孕妇、老年人等特殊人群的食品。这些食品在补充微量元素、改善生理功能、预防疾病等方面都具有积极作用。

总之，我国微量元素保健食品种类繁多，涵盖了改善骨质疏松、贫血、调节血糖、增强免疫力等方面。随着科研技术的不断进步，未来还将有更多创新性的微量元素保健食品问世，为人们的生活质量和健康提供更多保障。

第二节　微量营养素与食品强化

一、概念及现状

食品强化是指在食品中添加一定量的微量元素、维生素等微量营养素，以提高食品的营养价值，满足人体需求。微量营养素与食品强化密切相关，因为它们是人体必需的营养素，但在日常饮食中往往难以满足人体所需。因此，通过食品强化，可以将这些营养素补充到食品中，使其更符合人体的营养需求。

目前，食品强化已在全球范围内得到广泛应用。在国际上，食品强化的主要目的是补充人体所需的微量营养素，预防营养不良和防治相关的慢性病。在我国，食品强化主要针对特定人群和地区性营养缺乏问题，如婴幼儿、孕妇、老年人等，以及贫困地区和农村地区的居民。

二、食品强化的方法和技术

（1）营养素添加法：在食品中直接添加所需的微量营养素，如维生素、矿物质等。这种方法简单、有效，但需要注意添加量的合理性和安全性。

（2）生物转化法：通过生物体（如酵母、微生物等）将无机态的微量营养素转化为有机态的微量营养素，提高其生物利用率和安全性。

（3）食品加工工艺改进：通过改进食品加工工艺，提高食品中微量营养素的含量。

（4）营养强化剂的开发：研究并开发新型营养强化剂，如纳米材料、载体等，以提高微量营养素在食品中的稳定性和生物利用率。

三、食品强化的发展趋势

（1）个性化食品强化：随着人们对健康需求的提高，个性化食品强化逐渐受到关注。通过对个体基因、生活习惯等方面的分析，为其量身定制富含所需微量营养素的食品。

（2）天然植物提取：越来越多的研究关注到天然植物中微量营养素的提取和利用。植物源食品强化剂具有安全性高、生物利用率好等特点，逐渐成为食品强化领域的研究热点。

（3）纳米技术在食品强化中的应用：纳米技术具有提高微量营养素生物利用率、改善食品口感等优点，其在食品强化领域的应用前景广阔。

（4）智能化食品强化：借助现代信息技术，实现食品强化的智能化、自动化，提高食品生产效率和产品质量。

总之，随着科学技术的不断发展，食品强化领域将不断创新，并为人们提供更多富含微量营养素的食品，满足健康需求。同时，食品强化技术在改善公众营养状况、预防慢性病等方面也将发挥越来越重要的作用。

第三节　微量元素与绿色食品

一、绿色食品的概念、内涵

绿色食品是一种根据可持续发展的理念，采用特殊的生产方法生产出来的，经过专业组织认证的无污染、安全和高品质的食物。考虑到环保方面的东西往往被冠上"绿色"二字，为了突出这种食物来自良好的生态环境，所以将其称为绿色食品，并将其划分为 A 和 AA 两个等级。A 类环保食品是指在特殊的制造工艺条件下，只允许少量的化工原料的用量，其品质和包装必须满足具体的要求，并且得到专业部门的认可，只有这样，才能获得 A 类绿色产品的认证。而 AA 级的环保食品，是指绝对没有使用任何危险的化学合成材料，根据具体的生产操作流程来进行生产和处理，经过检测，其品质和包装都达到了一定的要求，并且得到了专业的认证，只有这样，才能获得AA 级的认证。

开发绿色食品是适应社会进步的需要，是人类文明进步的需要，是人们不断提高生活质量的需要。在我国，人们对食物的要求越来越高，不但要味道鲜美，而且要无污染。这反映出人们对环境保护与保健的重视程度不断提高，开发绿色食品势在必行。开发绿色食品要顺应全球化的需求，开发出符合我国国情的绿色食品。发展绿色食品、加强监管、制定高水平的生产工艺，可以提高食品品质，增强食品的国际竞争能力。发展"绿色食品"，提高其品质，对促进我国农产品对外贸易具有重要意义。

"绿色食品"是促进我国农业科学技术发展的主要力量。通过开发绿色食品，把现代科学技术同传统的农艺有机地融合在一起，制造出高质量的食物，引领着我们的农业走向科学技术的发展，同时也促进了人们的科学文化素养的提升。

二、利用微量元素发展绿色食品

在植物生长过程中，硼、锰、钼、锌、铜、铁、氯7种微量元素被公认为必需元素。但在土壤中，以水溶态、交换态以及可被植物体吸收和利用的部分有机组分形态的可利用态为有效态。一般情况下，弱酸的土壤含有丰富的可利用的微量元素，这些元素既可以提高粮食的产量，又可以使粮食的质量得到改善；还可以提高农作物中对人类身体有利的营养成分。

土壤中的微量元素浓度与赋存状态与农作物的产量及质量有着密切的联系。由此可见，土地质量是决定农作物产量的主要因素。但是，过量施用肥料会造成农田盐渍化，不但会造成土壤中的微量营养元素减少，而且会影响农作物对其他营养元素的利用，这极大地阻碍了高质量的绿色食品的制造。所以，在绿色农产品的生产过程中，对化肥的使用有严格限制。

这说明微量元素和绿色食品的发展之间并不冲突。因此，控制环境中有害元素的含量，发挥其对提高产量、改善产品质量的作用具有重要意义。目前，硒作为一种重要的肥料，已成为世界范围内的一大热点。硒、锌肥料的科学应用，既可增加作物产量，又可改善作物品质，同时可利用硒、锌对某些重金属的拮抗效应，达到减毒增效的目的。

虽然硒等微量元素与有害元素铅、镉等有害元素的拮抗机制尚未明确，但是，通过合理施用硒、锌等有益微量元素，有望成为缓解环境污染、推动绿色食品发展的一条新途径。

三、天然微量元素绿色食品

随着农业产业结构的优化，开发富含锌、硒等微量元素的"绿色食品"是提高农产品附加值和促进农业产业化发展的一条新路径。从20世纪80年代开始，微量元素与人类健康之间的相关性就成为国际上的研究热点，微量元素如锌和硒的生物效应已被普遍认可。

针对微量元素的研究不局限于药物、保健品等领域，更延伸到食品产业。通过人工强化技术和生物转化技术，提高果蔬等农产品中有机态微量元素的含量，已成为当前绿色食品发展的重要方向。美国早在 1974 年就已同意将含硒的配方加入动物饲养，以增加动物的含硒量。芬兰于 1984 年开始施用硒肥料，以增加粮食中的硒水平，再喂给家畜，以增加奶制品及肉类和肝脏中的硒含量。这些做法不仅提高了农产品的营养价值，也增强了农作物的抗病能力，进一步提高了产量和品质。

在国内，以微生物为原料制备有机、环保的微量元素产品也得到快速发展。此外，各地还积极探索利用富硒土壤等资源，培育出富硒茶叶、富硒大米、富硒小麦粉等一系列特色农产品。这些农产品不仅满足了消费者对高品质食品的需求，也带动了当地农业经济的发展。

综上所述，通过微量元素的培养，不仅可以获得低污染和高营养价值的自然、微量营养物质，而且可以增强作物的抗病性，并达到增产效果，极大地提升农业的价值。这一做法不仅具有显著的经济效益，也为推动我国农业绿色发展、促进农民增收做出了积极贡献。

第四节　生物富集微量元素的作用

一、富集微量元素的功能酵母的研究

（一）富硒酵母

硒作为一种微量元素，在生物体内正常的生理代谢及抵御疾病方面起着重要的调节作用。硒在体内主要以硒酶与非酶硒化合物两种形式存在。其最主要的生物学作用就是抗氧化；硒还有其他重要的生物学作用，例如：硒能与维生素 E 起协同作用，加强维生素 E 的抗氧化作用，消除自由基，能起到抗老化的作用；硒可以抑制癌细胞的能量代谢，进而起到抑制癌细胞生长的作用；硒还能够刺激免疫球蛋白与抗体的产生，增加机体对疾病的抵抗力；硒还对重金属盐如汞、镍、铅等的毒性有拮抗效应。

食物中的硒大致有 3 类：一是无机硒化合物，此类化合物多具有毒性，使用剂量不慎极易引起不良副作用，而且无机硒不容易被生物消化吸收；二是人工合成的有机硒化合物，用于注射，以期在生物体内逐渐释放硒，起到长效作用，但是注射用药的方式限制了它的应用；三是富硒酵母，将酵母在含硒培养基中培养得到，硒在酵母细胞内以硒氨基酸的形式结合在蛋白质上，因此毒性极小，而且利于动物的吸收利用，是国际上广泛采用的动物和人理想的硒补充形式。

富硒酵母的应用研究表明，其作为安全性高的补硒剂在改良牛、猪等的硒状况方面要比硒酸钠盐提高 3~6 倍。在对反刍动物、非反刍动物及水产等应用研究表明，硒酵母与硒酸钠盐相比，在提高动物繁殖能力、促进生产性能、改善畜禽产品质量和提高动物免疫性能等方面效果均很显著。因此，研制富集微量元素的功能性酵母对我国畜禽业发展具有重要意义，同时该产品产业化生产后也将带来可观的经济收益。

（二）富铁酵母

铁是人体及动物必需的微量元素，在生物体内参与载体组成和物质代谢，参与预防机体感染疾病的作用。铁是构成生物体内血红素、肌红蛋白、细胞色素等的重要成分，参与体内氧的运送和组织呼吸过程及一系列新陈代谢反应，并具有增强免疫的功能。食物中铁的缺乏会引起贫血，免疫功能低下，并诱发多种疾病，例如贫血性心脏病、舌炎、口角炎及各种感染性疾病和癌症等。

目前现有的其他铁营养强化剂存在着利用率低，对食物的风味产生不利影响等缺点。富铁酵母是天然食品或饲料添加剂，稳定性好，吸收率高，安全性好，与食物中其他成分协同配合性好，并具有良好的风味。所以富铁酵母作为强化食品的铁源是预防铁缺乏和缺铁性贫血的一项行之有效的措施。

（三）富锌酵母

锌是人体和动物必需的微量元素之一，与很多基础性生理活动密切相关，能够维持机体正常代谢，增强免疫力。锌缺乏会引发生长不良等症状。

目前，饲料中经常添加的含锌化合物主要为硫酸锌、氧化锌等无机锌盐。但生物体对无机锌吸收利用较难，常有肠胃不适甚至胃出血的现象；无机锌盐与饲料中维生素等微量组分配伍性差，使维生素的稳定性和生物活性受到影响；硫酸锌常含有多个结晶水，容易使预混料及配合饲料吸湿结块，导致饲料发霉及营养成分损失。研究表明，蛋白质摄入不足常常导致锌的缺乏，将富锌酵母作为补充微量元素的饲料添加剂使用，不仅可以提高锌的生物利用率，还可以提供较多的蛋白质及大量的 B 族维生素、消化酶类及其他生物活性物质，能够调节动物消化道的微生态环境，促进动物健康，提高机体免疫力。酵母细胞内的微量元素具有很好的稳定性，与饲料中的其他微量元素及营养物质之间具有很好的配伍性，不影响其他微量组分的稳定性和生物学价值。

（四）富铬酵母

微量元素铬在人体和动物正常糖代谢和脂肪代谢中起重要作用，是人体葡萄糖代谢中一种酶的重要组成成分，能作为胰岛素的加强剂参与有机体的糖类、脂类和蛋白质的代谢。此外，Cr^{3+} 还能帮助糖代谢过程中葡萄糖磷酸变位酶正常工作；影响核酸、脂类和胆固醇的合成及氨基酸的利用。

富铬酵母与无机铬相比具有生物活性及吸收率高、补铬效果好的优点。从酵母中分离出来的铬配合物主要由 Cr^{3+}、烟酸、谷氨酸、甘氨酸和含硫氨基酸等组成，这些成分合成的铬配合物具有良好的生物活性。所以富铬酵母是目前最有效的补铬剂。

在饲料中添加富铬酵母可以提高肉牛和肉鸡的生长速度；降低牛血清皮

质醇浓度，提高免疫球蛋白含量和抗体滴度，对奶牛产奶有有利的影响；改善肉用动物的胴体品质，增加羔羊的氮存留，提高火鸡的胸肉产量，促进动物肌肉增长和体脂减少，使猪胴体眼肌面积增大，瘦肉率提高，脂肪厚度减少及血清脂肪含量下降。富铬酵母在抗动物应激、提高动物机体免疫能力、提高饲料利用率和畜禽产品瘦肉比率方面效果均很显著。

二、富集微量元素食用菌的研究

（一）富微量元素食用菌的预防肝损伤作用

机体肝损伤是由多种因素引发的正常肝功能下降，同时也是导致肝功能衰竭的一个重要因素。药物性肝损伤是临床常见的肝损伤类型，药物可通过诱导内质网应激和激活死亡受体等方式激活凋亡通路，诱导肝细胞凋亡或坏死，诱发肝损伤。食用菌与微量元素结合后的药理作用，对于抗肝损伤具有独特的价值。

（二）富微量元素食用菌的抑菌作用

食用菌的抑菌作用已逐渐受到研究者们的关注。食用菌富微量元素培养后，对病原菌具有一定的抑制作用，在预防和治疗病原菌引起的疾病上有一定的药用价值。蜜环菌硒多糖浓度较高时对大肠埃希菌的生长具有抑制作用，但抑菌效果低于亚硒酸钠对照组，说明硒能够提高食用菌多糖的抑菌能力；同时抑制大肠埃希菌的效果与硒多糖的浓度呈递增关系。在每克猪苓多糖中配合 26.5mg 硒，硒多糖浓度为 5mg/mL 时对大肠埃希菌、金黄色葡萄球菌、啤酒酵母和黑曲霉菌具有抑制作用，且富硒猪苓多糖抑菌能力高于普通猪苓多糖。

（三）富微量元素食用菌的抗疲劳作用

如今，由于生活方式、压力等因素影响，疲劳广泛存在于各类人群中。疲劳的产生机制包括组织中代谢物质的积累、能量供应不足、氧化应激、肌肉损伤等。长期疲劳可能诱发癌症、多发性硬化等疾病，并且是机体"脆弱"反应的警示信号。金针菇菌丝体无论是否富锗，都可减少小鼠运动后体内血乳酸含量；但富锗金针菇降低小鼠体内血乳酸含量的能力更强，其作用机制可能是锗进入机体后与血红蛋白结合，保证细胞的有氧代谢，使小鼠肌肉在大强度运动后不至于严重缺氧而产生糖酵解作用，减少乳酸产生；富锗金针菇菌丝体还可通过锗的增氧作用使机体进行更多的有氧代谢而产生能量，从而使蛋白分解减少，降低小鼠血尿素氮含量；这说明富锗金针菇在一定剂量范围内具有较好的抗疲劳作用。

在一定剂量范围内的富锗蛹虫草可以显著延长小鼠运动时间，减少运动时小鼠产生的血乳酸；运动后小鼠体内乳酸的清除速率明显加快，合理范围内，越高剂量的富锗蛹虫草菌丝体粉缓解尿素氮产生的效果越好。

第十六章
功能性食品与微量元素

第一节　茶的保健与微量元素

茶叶，自古以来就被认为具有健康益处。现代科学研究证实，茶叶中含有多酚、维生素和多种微量元素，这些成分在茶叶中发挥着对人体健康至关重要的作用。除茶多酚具有抗癌作用外，茶叶中的其他成分也具有显著的抗肿瘤、抗衰老和增强机体免疫功能的效果。

首先，茶叶中含有多种维生素，如维生素 C、维生素 E 和维生素 B 族等。这些维生素在人体内具有抗氧化作用，不仅能够清除自由基，还防止自由基对人体细胞的损害，从而降低肿瘤发生的概率。同时，维生素还能增强免疫系统的功能，提高人体抵抗力，进一步降低疾病的发生率。

其次，茶叶中含有人体必需的微量元素，如硒、锗、铜、氟、铁、锰、锌等。这些微量元素在人体内具有重要的生理功能。例如，硒是一种抗癌微量元素，能够抑制肿瘤细胞的生长；锗可以促进人体新陈代谢，延缓衰老；铜和铁则是合成血红蛋白的重要成分，对人体血液循环有重要意义；锌则对免疫系统和生长发育有促进作用。

最后，茶叶中的其他生物活性成分，如氨基酸、蛋白质等，也对人体健康大有裨益。氨基酸是人体生命活动不可或缺的组成部分，参与蛋白质合成、酶活性调节等多种生理过程；蛋白是人体内不可缺少的物质，在机体的生长发育和组织修复中发挥着至关重要的作用。

综上所述，茶叶中的多酚、维生素和微量元素等多种成分，共同赋予了茶叶抗肿瘤、抗衰老和增强机体免疫功能的作用。这正是茶叶作为一种天然保健饮品，在我国历史上备受推崇的原因。适量饮用茶水，不仅能帮助我们远离疾病，还能让我们享受到健康与美好的生活。

一、茶叶的主要成分

茶叶的成分很复杂，茶叶的保健功能不完全归功于某一化学成分或某一类化学物质，而是各种成分的综合作用。茶叶化学研究最新进展揭示了茶含有大量化学成分，可将其归纳为十余类。

（一）生物碱类

生物碱是含氮有机化合物的一大类，茶树中所含的生物碱类成分主要是嘌呤，包括有咖啡碱、腺嘌呤、鸟嘌呤等，这些生物碱成分对茶叶的品质和风味具有重要影响。

（二）茶多酚

茶多酚，这个名称或许并不陌生，它是茶叶中多酚类物质的总称。多酚类物质是一类以儿茶素为主体的具有抗氧化作用的酚性化合物。由于其大部分可溶于水，因此又被称为水溶性鞣质。

黄烷醇类是茶叶中一类重要得多酚物质，它们在茶叶的生长、加工过程中起着关键作用。羟基黄烷醇类是黄烷醇类的衍生物，它们在茶叶的滋味、色泽等方面具有重要影响。花色苷类是一种具有鲜艳颜色的多酚物质，它们为茶叶增添了独特的色彩和风味。

黄酮类和黄酮醇类，这两类多酚物质在茶叶中具有抗氧化、抗炎、抗肿瘤等多种生物活性。酚酸类是茶叶中另一类具有生物活性的多酚物质，它们在茶叶的保健功效中发挥着重要作用。

茶多酚作为茶叶中的重要成分，其种类繁多，性质各异，它们为茶叶赋予了丰富的滋味、鲜明的色泽以及独特的香气。同时，茶多酚还具有抗氧化、抗炎、抗肿瘤等保健作用，使茶叶成为人们日常生活中不可或缺的健康饮品。在茶叶加工过程中，茶多酚的含量和组成会发生变化，进而影响茶叶的品质和口感。因此，深入了解茶多酚的种类和性质，对于提高茶叶品质和开发茶叶新产品具有积极作用。

（三）蛋白质和氨基酸类

茶叶中富含重要的含氮物质，包括蛋白质和氨基酸。其中，氨基酸作为构成蛋白质的基本单元，在茶叶中发挥着至关重要的作用。这些物质共同为茶叶的品质和营养价值提供了坚实的支撑。

（四）碳水化合物

碳水化合物，也被称作糖类，在茶叶中的含量一般为 20%~30%。茶叶所含的碳水化合物种类繁多，粗略估计有几十种。根据化学结构的差异，这些碳水化合物可被细分为单糖、双糖及多糖。值得注意的是，这些单糖和双糖均具备良好的水溶性，因此被统称为可溶糖。多糖通常指的是淀粉、纤维素、半纤维素、木质素、葡萄聚糖、半乳聚糖、木聚糖、阿聚糖和聚半乳糖醛酸等，除此之外，还有很多与糖有关的物质，有果胶、糖甙、茶皂苷、脂多糖等。

（五）有机酸

茶叶中含有多种含量较少的游离有机酸，经科学研究发现，茶叶的香气成分中涵盖了 25 种有机酸，其中部分具有挥发性，部分则不具备。这些有机酸主要可划分为两大类别：二羟酸与三羟酸。值得一提的是，这些酸类均为三羧酸循环的重要产物，具体涵盖琥珀酸、苹果酸、柠檬酸等。此外，另一大类是脂肪酸类，具体包含乙酸、丙酸、戊酸、乙烯酸、癸类、棕榈酸、亚油酸等。这些成分共同构成了茶叶独特的香气特征，为茶叶的品质与口感提供了坚实的物质基础。

（六）芳香物质

茶叶中所蕴含的香气成分是一系列复杂挥发性化合物的统称。根据化合物的结构特征，这些香气成分可细分为醇类、酚类、醛类、酮类、酸类、酯类以及内酯、含氮化合物、碳氢化合物、氧化物、硫化物和酚酸类化合物等。除此之外，茶叶的香气还源自部分氨基酸及其转化产物，以及氨基酸与儿茶素、蒽醌等化合物相互作用所产生的独特香气。这些成分共同构成了茶叶丰富而独特的香气特征。

（七）酶类

在我们的生活中，生物体内的化学反应无处不在，而推动这些反应顺利进行的关键因素便是酶。酶，作为一种生物催化剂，具有高效、专一的特点，使它们在生物体内发挥着至关重要的作用。可以这样说，无论是微观的细胞，还是宏观的整个生物体，甚至是茶树这样的植物，都离不开酶的存在。如果没有酶的催化作用，生命活动将无法进行，茶叶中的物质合成与转化也将受到影响。

（八）维生素和微量元素

茶叶中含有水溶性和脂溶性两种维生素，这些维生素对人体健康均起着至关重要的作用。值得一提的是，茶叶还是微量元素的优质载体。微量元素在人体内发挥着诸多生理功能，如铁、锌、锰、铜、硒、锗、钴等。铁是血红蛋白的组成部分，参与氧的运输和储存；锌参与多种酶的活化，促进生长发育；锰和铜则是抗氧化酶的组成部分，有助于清除自由基；硒具有抗氧化、抗炎作用，对心血管健康有益；锗能增强免疫力；钴则是维生素 B_{12} 的组成成分，对神经系统和造血功能有重要作用。

二、茶叶的保健功能

（一）兴奋作用

茶中所含有的咖啡因和茶碱，具有刺激中枢神经的作用，可以加强大脑皮质的兴奋性，从而发挥其提神醒脑、改善思考的作用。

（二）利尿作用

茶叶中生物碱共同作用，一方面通过肾促进尿中水的滤出率，另一方面刺激膀胱也有利尿作用。

（三）降低胆固醇和防止动脉粥样硬化

动物实验证实，其血清胆固醇比值明显降低，饮茶可改善动脉硬化患者的状况。

（四）抗炎抗菌作用

经过科学研究，茶叶中的茶多酚与抗坏血酸相结合，在小鼠实验中展现出了显著的抗炎效果，能够有效降低由甲醛和黏朊酶引发的炎症反应。此外，绿茶还表现出对伤寒、霍乱菌等多种细菌的强大抗菌作用。这些发现为茶叶在公共卫生和医药领域的应用提供了科学依据。

（五）抗辐射损伤作用

茶叶中的抗氧化成分可能对辐射损伤有一定的保护作用。

（六）解酒毒

茶叶有兴奋和利尿作用，有助于酒精从体内排出。

（七）助消化

茶叶可增进肠胃运动。餐后喝茶能帮助消化。

（八）降血压

古代医书中明确记载茶叶有清头明目作用。近代研究茶叶中含茶多酚、维生素 C 和维生素 P，维生素 P 能扩张小血管引起血压下降，茶叶还可以通过利尿、排钠作用，间接引起降压等。

（九）防治冠心病

近代大量科学研究证明，茶叶具有抗凝血和促进纤维蛋白溶解作用，能改善微血管壁的渗透性，能有效增加心肌的收缩力，有助于预防冠心病。

（十）减肥降脂

茶叶多种有效成分综合作用，有良好的减肥、降脂作用，茶多酚能溶解脂肪，而维生素 C 具有促进胆固醇排出的作用，叶绿素不仅能破坏食物中的胆固醇，对肠、肝循环中的胆固醇也同样起破坏作用。经过福建中医研究所的科学实验验证，乌龙茶在防治非原发性高脂血症方面具有显著效果。研究结果表明，乌龙茶对于降低总胆固醇和甘油三酯水平具有积极趋势，能够有效促进高血脂的代谢与降解，为高血脂患者提供了一种有益的饮食选择。

（十一）固齿防龋

茶叶中含氟，茶中氟离子进入菌斑，防止细菌生长，预防龋齿。茶叶中的氟，不仅能防治龋齿，还能增强人体骨质的坚韧度。

（十二）保肝明目

李时珍《本草纲目》记载："茶可凉肝胆……明目解渴。"茶叶中含维生素和胡萝卜素等，这些元素对视力功能有保健作用。

第二节　食疗鸡蛋与微量元素

在饲料中添加各种适量的微量元素，经过一定时间的喂养，就可生产出富含各种元素的鸡蛋。人们经常食用，可补充人体所缺乏的这些元素，从而达到体内元素平衡、疗疾强身之目的。

总之，微量元素鸡蛋作为一种食疗佳品，在我国具有广泛的市场前景。通过补充人体所需的微量元素，助力全民健康。

根据鸡的适应性，饲料中微量元素按一定比例配制后饲养，可生产各种富含元素的鸡蛋，主要有下列几种：

高锌蛋：在鸡饲料中添加适量锌盐，喂养一段时间后，新生产的鸡蛋即高锌蛋，其含锌量比一般普通鸡蛋高十余倍。儿童缺锌会有厌食、乏力、食欲缺乏、发育迟缓、免疫功能低下和抗病能力差等表现。儿童每天吃一个高锌蛋，可增强食欲、促进智、德、体良好发展。对缺锌引起的脱发病（如斑秃）、肠病性肢端性皮炎、寻常痤疮、银屑病，以及男性少精、弱精、死精等不育症，如食用高锌蛋均有积极作用。成人每天需要锌15mg，高锌蛋可作为锌的来源之一。

高碘蛋：在鸡饲料中添加适量海藻粉，喂养一段时间后，新生产的鸡蛋即是高碘蛋，其含碘量是普通蛋的15~30倍。碘元素是最早发现的人体必需元素之一。碘能防治甲状腺肿、淋巴结肿及睾丸肿胀。碘能促进炎性渗出物的吸收，并能使病态组织崩溃和溶解。碘是甲状腺素的主要成分，如缺碘、食物中摄取量不足则甲状腺素不足，而引起甲状腺肿大，食用高碘蛋是补充碘的方法之一，能改善甲状腺素不足，从而使肿大腺体缩小或消散。

高硒蛋：在鸡饲料中添加适量的无机硒盐，喂养一段时间后，新生产的鸡蛋为高硒蛋，其含硒量比普通鸡蛋高十余倍。硒是谷胱甘肽过氧化物酶的组成部分，能与超氧化物歧化酶等一起清除体内自由基，并减轻和阻断脂质过氧化物，从而延缓动脉硬化。食用高硒蛋可以防治缺硒引起的心肌变性坏死，疤痕形成，使心肌扩张，形成心肌病（克山病）。

第三节　天然富硒蜜

天然富硒蜜是一种用蜂体生物转化技术生产的天然硒蜜为原料，经过精制加工而成的天然补硒食品，具有丰富的营养价值，其主要来源于蜜蜂采集富硒植物的花蜜，通过蜂体生物转化技术，将植物中的硒元素转化为人体易于吸收的形式。富硒蜜中含有多种氨基酸、维生素、矿物质和微量元素，其中硒元素对人体健康具有重要作用。

硒具有抗氧化、抗衰老、抗癌等多种生理功能。研究发现，硒元素对人体免疫系统、神经系统、心血管系统等均具有调节和保护作用。适量补充硒元素有助于提高人体免疫力，预防多种疾病的发生。

天然富硒蜜的加工过程严格遵循国家标准，确保营养成分不被破坏。在生产过程中，采用低温结晶、过滤等先进技术，保留了富硒蜜中的活性成分，使其具有良好的生物利用率和安全性。此外，富硒蜜还具有浓郁的香气、甘甜的口感，深受消费者喜爱。

我国是世界上硒资源丰富的国家之一，天然富硒蜜的生产和发展具有广阔的市场前景。随着人们生活水平的提高和对健康需求的关注，天然富硒蜜逐渐走向市场。然而，目前我国富硒蜜的生产和消费还存在一定的局限性，如产品标准化程度不高、品牌建设不足、消费者认知度不高等。

为了推动我国天然富硒蜜产业的发展，相关部门和企业应加大科技研发力度，进一步提高产品质量和安全性；加强品牌建设，提升消费者对富硒蜜的认知度和信任度；完善产业链，实现富硒资源的可持续利用；完善政策扶持和市场监管，确保天然富硒蜜市场的健康发展。

总之，天然富硒蜜作为一种高品质的天然补硒食品，正逐渐受到市场的关注和消费者的喜爱。今后，我国应充分利用硒资源，加强产业创新，提升产品竞争力，使天然富硒蜜成为促进国民健康的重要力量。

参考文献

[1] 高宪枫，郑建仙.论钙的营养与强化 [J].食品与发酵工业，1999（4）：
    50-54.

[2] 陈保华，武小莉.正确补钙 [J].微量元素与健康研究，2002（1）：72-74.

[3] 魏大成.镁的临床意义 [J].国外医学（医学地理分册），2003（3）：
    113-114.

[4] 王开发，张玉兰，耿越.花粉中的常量和微量元素研究 [J].蜜蜂杂志，
    1998（6）：6，8.

[5] 符云峰.镁与心血管系统的关系 [J].生命的化学（中国生物化学会通
    讯），1994（1）：2-5.

[6] 张忠诚，徐祗云，张素洁.镁与人体健康 [J].微量元素与健康研究，
    2006（4）：67-69.

[7] 牛德昌，吕玉梅，黄伟.镁、铜元素是创建和谐机体的重要物质基础
    [C]// 中国微量元素科学研究会.中国微量元素科学研究会第十三届学
    术研讨会论文集（一）.香港：香港新闻出版社，2006：3.

[8] 赵汉芬.锌与三大物质代谢 [J].微量元素与健康研究，1996（2）：63-64.

[9] 齐汝霞，张鹏，孙涛，等.牛磺酸锌对血管性痴呆小鼠学习和记忆能
    力的影响 [J].中国病理生理杂志，2018，34（7）：1297-1300，1305.

[10] 杨丽琛，朱清华.锌缺乏与生长发育及繁殖畸形 [J].微量元素与健康
    研究，2000（4）：74-76.

[11] 刘哲华. 锌对人体健康影响的研究进展 [J]. 微量元素与健康研究，2000（4）：72–73.

[12] 李烽，郭振荣，赵霖. 烧伤后锌的丢失与补充及锌营养状态的评价 [J]. 微量元素与健康研究，2000（2）：74–76.

[13] 孔祥瑞. 微量元素与内分泌 [J]. 国外医学. 内分泌学分册，1982（3）：117–124.

[14] 薛敏波，盛晓阳，朱志宾，等. 补锌对孕妇锌营养状况及其胎儿生长发育的影响 [J]. 中国儿童保健杂志，2001（6）：364–365.

[15] 许加生. 铁与人体健康 [J]. 微量元素与健康研究，2004（5）：62–63.

[16] 王俊杰. 缺铁与铁过剩生物学作用 [J]. 微量元素与健康研究，1998（3）：78–80.

[17] 赵金，邹学正. 中医健脾法治疗小儿缺锌与缺铁同患症 [J]. 微量元素与健康研究，1996（2）：35，46.

[18] 曹会兰. 重要的微量元素铜 [J]. 微量元素与健康研究，2001（3）：73–74.

[19] 徐杨. 铜缺乏与心血管疾病 [J]. 国外医学（医学地理分册），2001（1）：4–6.

[20] 王海鹏，于晓军，何欣. 铜与机体防御功能 [J]. 微量元素与健康研究，2004（5）：58–61.

[21] 李书兰，李艳廷，严拯宇，等. 中医药中铜的应用进展 [C]// 中国微量元素科学研究会. 中国微量元素科学研究会学术研讨会论文集，2004：8.

[22] 张宏绪. 葡萄糖酸铬的研究与临床应用 [C]// 山东省微量元素科学研究会. 第三届泰山微量元素高级论坛汇编，2009：3.

[23] 张宏绪. 有机铬（Ⅲ）防治糖尿病的前景 [J]. 世界元素医学，2010（17）：9–11.

[24] 张宏绪，张春阳，刘国毅. 生物富集微量元素的应用 [C]// 中国微量元素科学研究会，中国微量元素科学研究会第十二届学术研讨会论文集（二），2005：4.

[25] 潘性源，焦振山，张才丽，等. 富铬酵母对实验性糖尿病的影响 [J]. 天津医药，1991（9）：515–518，2.

[26] 李金枝，朱建华，谢明兰. 铬与健康 [J]. 广东微量元素科学，1997（8）：8–11.

[27] 苗青，朱晓悦，李芳侠. 锰与心血管疾病 [J]. 国外医学（医学地理分册），2002（1）：26–27.

[28] 孟鸿菊，杨坚. 锰与糖尿病的研究进展 [J]. 微量元素与健康研究，2007（2）：67–68.

[29] 李恒达，李青仁，王月梅. 钙的生理功能及科学补钙 [C]// 中国微量元素科学研究会，中国微量元素科学研究会学术研讨会论文集，2004：5.

[30] 颜雪明，洪敏，张华，等. 微量元素硒及有机硒药物研究进展 [J]. 广东微量元素科学，2003（9）：1–10.

[31] 李洋，刘鑫. 碘与人体健康 [J]. 微量元素与健康研究，2004（1）：56–60.

[32] 余善鸣，佟晓芳，高佩明，等. 碘硒缺乏对人体健康的危害与预防 [J]. 广东微量元素科学，1998（11）：44–46.

[33] 梅光泉，应惠芳. 钒及其化合物的化学性质和生物学行为 [J]. 微量元素与健康研究，2004（2）：57–59.

[34] 金花淑，文永植. 微量元素与糖尿病 [J]. 延边医学院学报，1996（3）：183–186.

[35] 郑艺梅，胡承孝. 食物中的钼与人体健康 [J]. 广东微量元素科学，2005（8）：1–4.

[36] 李洪益. 重要的微量元素钴 [J]. 微量元素与健康研究，2004（1）：61–62.

[37] 孙玉富，孙殿军. 地方性氟中毒防治研究进展及今后工作意见 [J]. 中

国地方病防治杂志，2004（5）：277-280.

[38] 张小磊，何宽，马建华．氟元素对人体健康的影响 [J]. 微量元素与健康研究，2006（6）：66-67.

[39] 秦俊法，李德义，陆伟红，等．不同产地道地中药中元素含量的比较研究 [J]. 广东微量元素科学，1996（5）：37-41.

[40] 秦俊法，李增禧，楼蔓藤．2003—2007 年中国儿童铅中毒率的分析研究——血铅检测结果 [J]. 广东微量元素科学，2009，16（12）：15-28.

[41] 文永植，文香兰，李善花，等．钒胰岛素样作用研究进展 [J]. 广东微量元素科学，1997（8）：5-7.

[42] 王启伟，文永植．微量元素锂与糖尿病 [J]. 微量元素与健康研究，1998（1）：75-76，84.

[43] 梅紫青，王忠诚，李广元，等．微量元素镓的体内代谢与临床应用 [J]. 杨凌职业技术学院学报，2002（1）：5-7，11.

[44] 钟炳南．硼在生命科学中的作用及对人体健康的影响 [C]// 中国微量元素科学研究会，中国微量元素科学研究会第十二届学术研讨会论文集（一），2005：2.

[45] 谢永泉．稀土元素生物学效应的研究 [J]. 广东微量元素科学，1997（6）：1-6.

[46] 李相伍，李善花，文永植．稀土元素在医药上的应用研究进展 [C]// 中国微量元素科学研究会，中国微量元素科学研究会第十二届学术研讨会论文集（三），2005：4.

[47] 孔薇，张秀英．稀土元素在医药上的应用 [J]. 微量元素与健康研究，2000（2）：67-69.

[48] 王芳，刘毅，管竞环．铅中毒防治的研究进展 [J]. 微量元素与健康研究，2000（3）：69-70.

[49] 杨志强．微量元素砷及其应用 [J]. 微量元素与健康研究，1993（2）：

46–47，38.

[50] 马作东，客绍英，柴凤瑞．铊及其对人体的生物学效应 [J]. 微量元素与健康研究，2002（1）：75–76.

[51] 高金燕，陈红兵，余迎利．铊——人体的毒害元素 [J]. 微量元素与健康研究，2005（4）：59–61.

[52] 梁峰．铝与人类疾病研究现状 [J]. 微量元素与健康研究，2006（1）：64–66.

[53] 王广仪．微量元素与绿色食品 [J]. 安徽化工，2010，36（2）：1–3.

[54] 于健全，张春阳，潘洪志．富集微量元素鸡蛋的检测与分析 [C]// 中国微量元素科学研究会．中国微量元素科学研究会学术研讨会论文集，2004：3.

[55] 池鑫良．添加微量元素铬对鸡蛋黄中胆固醇的影响 [J]. 中国禽业导刊，2000（7）：11.

[56] 王广仪．天然富硒营养蜜"硒蜜康"研究 [J]. 微量元素与健康研究，2009，26（1）：64–67.

[57] 王敦林，易艳萍，应惠芳，等．金属铂配合物在肿瘤防治中的作用及应用 [J]. 微量元素与健康研究，2006（4）：54–56.

[58] 刘建林，何新乡，陈宏．硒酸酯多糖的特性及其在食品工业中的应用 [J]. 中国食品添加剂，2003（5）：80–82.

[59] 王宇茹，冀芮，邹静雯，等．铁及维生素 D 在儿童生长发育中作用的研究进展 [J]. 医学研究与教育，2023，40（6）：21–27.

[60] 刘安琪，伍美玲，张立书，等．维生素 D 依赖性佝偻病 I 型的临床及实验研究 [C]// 中华口腔医学会口腔预防医学专业委员会，中华口腔医学会口腔预防医学专业委员会第 23 次口腔预防学术会议会议资料，2023：1.

[61] 马卉，耿芳，王丽敏，等．维生素 D 缺乏性佝偻病与微量元素的相

关性研究 [J]. 黑龙江医学，2022，46（11）：1318-1320.

[62] 朱丹，李学臣 . 儿童营养性维生素 D 缺乏性佝偻病合并缺铁性贫血的临床治疗分析 [J]. 中国现代医生，2019，57（9）：35-38.

[63] 徐波 . 碘过量对人体的危害 [J]. 预防医学情报杂志，2010，26（8）：627-630.

[64] 来贺欢，陶佳琦，林婷婷，等 . 微量元素硒与肾脏疾病关系的研究进展 [J]. 中华实用诊断与治疗杂志，2019，33（5）：515-517.

[65] 杨光圻 . 我国硒缺乏和硒过多及地方病预防 [J]. 中国地方病防治杂志，1990（5）：266-268.

[66] 王志刚 . 硒缺乏与硒过多的生物学作用 [J]. 医师进修杂志，1987（8）：20-22.

[67] 苏斌，李青仁，范东凯 . 碘、氟、硅与人体健康的关系 [J]. 广东微量元素科学，2008（4）：10-13.

[68] 徐明钻，许永胜 . 地方性氟中毒研究——以贵州省为例 [J]. 安徽农业科学，2008（11）：4660-4661，4665.